U0191021

好状态

好呼吸，

减少压力、改善情绪的
疗愈呼吸练习

Heart
Breath
Mind

Train Your Heart to
Conquer Stress and
Achieve Success

[美] 利娅·拉戈斯 著
（Leah Lagos）

吴奕俊 译

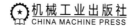

机械工业出版社
CHINA MACHINE PRESS

Leah Lagos. Heart Breath Mind: Train Your Heart to Conquer Stress and Achieve Success.

Copyright © 2020 by Leah Lagos.

Simplified Chinese Translation Copyright © 2024 by China Machine Press. Published by agreement with Aevitas Creative Management through The Grayhawk Agency Ltd. This edition is authorized for sale in the Chinese mainland (excluding Hong Kong SAR, Macao SAR and Taiwan).

No part of this book may be reproduced or transmitted in any form or by any means, electronic or mechanical, including photocopying, recording or any information storage and retrieval system, without permission, in writing, from the publisher.

All rights reserved.

本书中文简体字版由 Aevitas Creative Management 通过光磊国际版权经纪有限公司授权机械工业出版社在中国大陆地区（不包括香港、澳门特别行政区及台湾地区）独家出版发行。未经出版者书面许可，不得以任何方式抄袭、复制或节录本书中的任何部分。

北京市版权局著作权合同登记 图字：01-2022-1644 号。

图书在版编目（CIP）数据

好呼吸，好状态：减少压力、改善情绪的疗愈呼吸练习 /（美）利娅·拉戈斯（Leah Lagos）著；吴奕俊译 . -- 北京：机械工业出版社，2024. 7. -- ISBN 978-7-111-76157-0

I. R459.9

中国国家版本馆 CIP 数据核字第 20243W8N24 号

机械工业出版社（北京市百万庄大街 22 号　邮政编码 100037）
策划编辑：朱婧琬　　　　　　责任编辑：朱婧琬
责任校对：龚思文　张　薇　　责任印制：常天培
北京铭成印刷有限公司印刷
2024 年 9 月第 1 版第 1 次印刷
147mm×210mm · 8.75 印张 · 1 插页 · 191 千字
标准书号：ISBN 978-7-111-76157-0
定价：69.00 元

电话服务　　　　　　　　　　网络服务
客服电话：010-88361066　　机　工　官　网：www.cmpbook.com
　　　　　010-88379833　　机　工　官　博：weibo.com/cmp1952
　　　　　010-68326294　　金　书　网：www.golden-book.com
封底无防伪标均为盗版　　机工教育服务网：www.cmpedu.com

目　　录

Heart Breath Mind

引言

第一部分　打好基础

第三部分　10 周之后

　　无论是在田径场、舞台上，还是在会议室里，我们都花了多年时间训练自己以表现出最佳状态。但是无论我们准备得多么充分，希望表现出最佳状态所带来的压力都会在最重要的时候严重影响我们。当出现挑战时，你是直面挑战并表现出最好的状态，还是变得不知所措、麻木或虚弱无力？

　　在很大程度上，答案取决于你的生理应激反应。当面对巨大压力时，无论你是站在三分线上的 NBA 球员，还是要照顾多个孩子的家长，抑或是准备给一大群听众准备简报的高管，你的身体都会做出反应：你的心率加快，呼吸急促，血管收缩，你会因为压力激素的释放而感到一阵能量的爆发。

　　所有这些事情都是自然而然发生的，因为你的身体在生物学上注定会对压力做出反应，仿佛你正身处危险之中。自主神经系统（autonomic nervous system，ANS）是无意识发生的身体功能（如呼吸、心率和消化）的主要控制者，它会让你准备战斗或逃跑，这被称为"战或逃反应"（fight-or-flight response）。

但问题是，上面我提到的压力情况实际上都不需要战斗或逃跑。战或逃反应会让你处于一种生理状态，让你很难获得最佳表现。当你的心跳加速、呼吸急促、双手颤抖时，清晰地思考、做出明智的决定、自信地表现几乎是不可能的。你肯定亲身经历过上述情况。

多亏了运动科学的蓬勃发展，我们已经有了大量的减压技术来改善人们在压力下的表现。快速搜索一下，你就会发现有大量书籍介绍了经过充分研究的对抗压力的认知和行为方法。其中大部分都是通过运用科技手段来控制你的想法和改变你的行为来实现的。

这些方法的问题在于，我们对压力的生理反应不仅仅存在于大脑中。不仅仅是我们的想法导致压力激素充斥我们的身体系统，或者产生不稳定的心率和呼吸模式。我们无法仅通过想法来获得最佳表现状态，因为压力就藏在你的身体中。

有一种被科学证明的、安全的、本能的方法可以重新调整身体的基线压力⊖反应，优化你的健康和表现。本书介绍的呼吸练习和最佳表现策略将带你走上一段旅程，让你从在煎熬中应付压力到抛开压力，焕发活力。本书的关键部分是开发你的躯体意识（一种对身体感觉的意识升华），这样你就会意识到什么时候有压力，并可以采取行动，进入所谓的副交感神经支配（parasympathetic dominance）状态中。你将学习如何调整和优化你的身体面对压力时的本能、即时和自动的反应。你将学习如何用更健康的反应（如同情、原谅和感激）取代消极

⊖　本书中的"基线"（baseline）可以理解为"基准（数据）"，此处的"基线压力"（baseline stress）可以理解为"能承受的压力大小"，后文出现的"基线心率变异性"（baseline HRV）可以理解为"正常状态下的心率变异性"，"基线水平"（baseline）可以理解为"正常水平"。——译者注

情绪（如愤怒、内疚和焦虑），并在此过程中改变你的心律。

你将变得擅长于达到心流状态，或者我所说的共振。在关键时刻，你就可以在人生舞台上更稳定地展现出最佳状态。我们将使用技术手段来帮助你找到理想呼吸率。通过专门的练习，你可以做到不用技术手段也能这样呼吸，并接近你所需要的最佳自我，同时将你的心脏、呼吸和想法以本能的方式连接在一起。

而这一切都始于你身体中最了不起的器官——心脏。

最佳表现的新秘密

大多数人都认为他们的心脏跳动像节拍器一样单调而重复。[1]恰恰相反，当你吸气时，你的心率（每分钟心跳的次数）会自然上升；当你呼气时，它又会下降。人人都是如此。

但是，每个人在吸气时心率上升的程度和呼气时心率下降的程度各不相同。最大心率与最小心率之间的时间差异就是心率变异性（heart rate variability，HRV）。

在理想状态下，如果把电极连接到你的胸部，你的心率会在屏幕上呈现为巨大而美丽的波动，就像海浪一样起伏。峰值和低谷之间的差异越大，心率变异性就越高。在高压力下你需要较高的心率变异性，这意味着身体的能力能够迅速提升，能让你感到各种各样的情绪和能量（在需要的时候还包括压力），然后迅速有效地释放，或者恢复。这种动态允许你有效地为不同的表现情况做好准备，驾驭出现的任何挑战，然后迅速将自己恢复到最佳状态。具有高心率变异性的个体能够更好地控制他们的心脏在压力下的反应和恢复的速度。如果你曾经发现自己处于那种状态，比如你将每一个球都准确地命中目标时那样（无论是在工作中还是在球场上），那么你就知道这是什么感觉了。当你的思维清晰，肌肉紧张感消失的时候，你会感到自信，并且轻松地做好事情。整个过程是一气呵成的。

但长期的压力会降低心率变异性，降低心率波动的幅度或高度。如果你在股票市场亏损、与配偶冲突，或者在重要会议上迟到30分钟时，我给你接上电极，研究这一天你的心率在屏幕上的变化，会发现那些美丽的波动幅度变小。你的心律可能会出现更多的不稳定，以提示全身系统正处于高度戒备状态。由于你的心律和自主神经系统的可变性较低，你无法有效地在不同的情绪状态之间转换，也无法灵活地适应特定情况下的压力源，包括工作、竞争和关系冲突。

低心率变异性与你达到最佳表现时的状态是相反的。心跳之间的变异性较低，表明身体处于压力之下，这可能会增加患抑郁、糖尿病、心脏病等疾病的概率。另外，高心率变异性与心理和生理灵活性、心脏弹性及整体心脏健康有关。众所周知，它还能提高人们在许多运动中的表现——如高尔夫球、篮球、舞蹈、棒球、体操，等等。

本书的核心是介绍一个科学的过程，它可以系统地控制你的心脏，重新调整你的压力反应，并且释放你的表现和积极健康的最大潜力。

离开你的头脑，进入你的心脏

你看，心脏不仅是一块输送血液的肌肉，它还是自主神经系统的重要组成部分，这之中以加速系统和减速系统最为重要，二者共同组成了身体内部制动系统。心率变异性是神经系统的两个主要分支是否平衡的指标。这两个主要分支是交感神经系统和副交感神经系统。交感神经系统控制着战或逃反应，使你的身体状态能够迅速提升，以满足面对压力时的需求，或者让你做好准备，以便表现卓越。也就是说，交感神经系统是激活或增加心脏活动的分支。[2] 与此相反，副交感神经系统负责减缓心脏的活动，让你的身体和大脑得到休息、恢复和放松，它还负责你的日常生活的重要指标，如呼吸、心率、消化和性兴奋，因此有时也被称为"休息与消化"（rest-and-digest）系统。你可以把这两个分支想象成汽车的油门和刹车。交感神经系统是油门，当它检测到压力或危险时就加速；相反，副交感神经系统是负责减速的制动系统。

为了使你的身体可以像高性能的赛车一样进行快速的加速和减速，你需要一组平衡和微调过的交感和副交感神经系统。然而，大多数成年人的交感神经系统是占主导的，副交感神经系统是不活跃的。即使眼前的"危险"不是附近饥饿的捕食者，而是迫在眉睫的工作期限、在一大群人面前的演讲或与爱人的一次令人沮丧的谈话，交感和副交感神经系统依然会让你感到压力，让你在生理上出现战或逃反应。

考虑到我们生活的这个世界，这并不奇怪。2018 年，美国搜索次数最多的医学症状是压力，每五个州中就有一个州的搜索榜首是这一症状。[3] 美国压力研究所将美国的未来、金钱、工作、政策环境、犯罪（暴力）列为美国人的五大压力源。无论是从事业、家庭、经济、爱情、时事还是从健康问题任何一个方面来看，美国都是一个被压力包围的国家。

虽然体力可以恢复，但生理上的恢复却非常困难。你就像在驾驶一辆能轻松达到最高速度，但刹车系统很差的汽车一样。对我们大多数人来说就是如此。想想看：当你在上班或上学的路上勉强躲过了一场车祸，或者与家人发生了激烈的冲突之后，你是感到在那一刻你的心率加速，然后在接下来的一天中迅速恢复正常，还是需要一段时间来停止回想那个事件并释放压力？对大多数人来说，后一种情况更为常见，这表明你出现了交感神经失调（即交感神经系统过度活跃），会让你长时间毫无必要地处于战或逃反应的状态。你的生理机能（你的心脏）可以让你木僵[⊖]，这是因为你的心理是由你的生理控制的，这意味着在你能控制自己的情绪或想法之前，必须处理心脏的反应。

当你面对挑战的时候，你是变得不知所措、麻木、崩溃，还是奋起应对，表现出自己的最佳水平？

是时候改善你的身心对压力的反应了。

那次见面改变了一切

15 年前，我在一所大学训练中心做运动治疗师，负责学生运动员的治疗工作。令我沮丧的是，许多心理治疗方法对我的客户来说并不够快速有效。他们想要一个科学的、短期的、有效的过程来控制情绪，并始终能够处于巅峰表现的状态。心理学的力量是有极限的，求胜心

⊖　木僵，精神病的一种症状。全身僵滞于一种固定的状态，甚至是一种极不舒适的状态，面无表情，不言不食。——译者注

切的高尔夫球手在第 18 洞的推杆前感到压力时，世界上所有积极的自我对话方式都无法帮助他降低心脏的跳动频率，恢复良好的运动技能。当他们无法自我调节时，他们的压力反应就会导致糟糕的表现，这会毁掉数小时、数周甚至数年的训练。

2004 年，我去听了保罗·莱勒（Paul Lehrer）博士的一次演讲，他是哈佛大学培养的行为心理学家，也是心率变异性领域公认的权威。莱勒博士讲完心率变异性与健康、韧性和压力恢复的关系后，我自我介绍了一下，问他心率变异性是否会给我的运动员带来希望。我几乎不知道这个问题会改变我的实践和职业轨迹。

莱勒向我介绍了俄罗斯生理学家叶夫根尼·瓦西洛（Evgeny Vaschillo）博士和他的妻子布罗尼亚·瓦西洛（Bronya Vaschillo）博士，他们都是罗格斯大学的教授，也是心率变异性领域的先驱。叶夫根尼·瓦西洛在俄罗斯太空项目中工作了数年，为宇航员开发缓解压力的呼吸技术。莱勒、叶夫根尼和布罗尼亚已经将心率变异性的原理与一种名为生物反馈的身心技术结合起来，在这种技术中，人可以使用监测设备来学习如何改变自己的生理状态，以改变或增强一些生理或心理结果。经典生物反馈应用包括学习如何降低血压，控制血液流向四肢，并减少肌肉紧张。在此过程中，莱勒、叶夫根尼和布罗尼亚发现了一种以特定频率呼吸增加基线心率变异性的方法，从而调节焦虑并展现更好的状态。[4]

我亲自参加了他们的训练，效果让我非常震撼。我的头脑变得更清醒了。我发现自己比以前更容易释放压力，在需要的时候更容易获得积极情绪。我知道我找到了缺失的那一环。

但我不想在开始使用这种新的生理学方法时就把我的临床研究

和实践抛在脑后。我相信，对于我的客户来说，要想掌握由我们的心理工作引起的认知变化，他们首先需要学会控制心脏对身体和大脑的影响。

我开始想，我能否将这两者结合起来：不仅能训练我的客户的心脏，使其在面临压力时反应更佳，还能加快他们可能正在使用的心智训练或其他心理技术。我的目标是开发一个优化计划，包括从心脏开始到大脑的两层训练过程，以最大限度地提高身体性能和健康水平。

心率变异性：通往最佳自我的道路

在本书中，你有机会用一种科学、安全、本能的方式来增加心率变异性，并重新调整身体的基线压力反应，从而克服压力或失调，让你在巅峰状态下表现自我。这是一种革命性的压力管理方法，目的不单纯是驯服你的压力，更要让你可以学会掌控它。通过 10 周系统地训练你的心脏，你可以训练身体的反射，帮助你更好控制和调整你的自主神经系统在面对挑战和压力时的反应方式。你不仅会有更好的表现，而且会更加健康。

本书的第一个目标是增加你的心脏有效释放压力的能力。其中一个关键部分是重新学习如何按照本能的方式呼吸——从你的腹部，而不是胸部。要想学会有效地释放压力，你还需要去探索那些让你在生理上陷入战或逃状态的消极思想和过去的沮丧情绪（不管你是否意识到这一点）。

第二个目标是让你学习一种特定的心脏训练方案：在当下缓解压力、管理压力，从压力中快速恢复，以便为你的下一个事件、表现或任务做准备。使用这些心脏训练方案，你将学会系统地根据需要创建一种心脏状态，这使你能够进入所需的情绪状态，立刻迎接挑战。总之，这些技能将能够通过系统性地控制你的心脏和大脑来管理和释放压力。

作为一名在心理生理学（研究心身关系，即心理和生理的关系）方面拥有专业知识的临床健康和表现心理学家，我对身体塑造和影响我们认知健康的能力有着无尽的兴趣。这个方案已经被证明非常有效，我的客户基础已经从大学运动员扩展到各种各样的精英——企业家、投资专家、获奖演员、畅销书作者、企业高管、奥运运动员、职业篮球运动员，等等。

我的客户说，我们的合作帮助他们找到的力量，让他们能更灵活地应对压力情况，并教会他们摆脱消极的想法和情绪的方法，以及让他们准备好在专注、自信的良好状态下竞争和表现。我治疗的运动员在遭遇意外挑战后可以更快地回到基线水平；金融主管可以在紧张的会议间迅速恢复过来，继续做出冷静的决策；夫妻和恋爱中的双方会成为更具有共情能力的倾听者，也会觉得联结更加紧密。通过学会控制自己的心脏，他们可以更好地控制自己的情绪，关闭忙碌的大脑，活在当下。

这个过程是革新性的，虽然在我的私人诊所里我只能看到这么多客户，但我很高兴能与更多的读者分享这个开创性的培训项目。我很高兴能指导我出色的客户——现在是正在阅读这本书的你——来实践本书的内容，但本书并不是唯一答案，答案在我们每个人的内心。我们都有能力控制我们的心脏如何回应压力，以及在挑战和日常生活中联系、竞争和领导的方式。

第一部分

打好基础

第1章

锻炼心脏的重要性

像所有的肌肉一样，心脏也有记忆。如果你是准备参加美国网球公开赛的网球运动员，你每天要练习数百次发球，以教会肩部和手臂的肌肉在比赛当天如何做出准确的反应。如果你是钢琴家，你的职业有多成功取决于你的音乐演奏技巧，你会连续排练几天，把音符、节奏和动作烙进你的心中。在本书中，你将学习如何对你的心脏做相同的事情——用特定的肌肉模式训练它，这样你最重要的肌肉在你处于压力下时可以灵活地运作。

例如，如果你曾经感到神经紧张，你可能和我的一个客户有相似情况，她是一个企业家，正准备向投资者推销她的公司。在她为期10周的训练方案中，我教了她一种叫作"转移心念"

（Heart Shifting）的技巧，这涉及她与紧张相关联的心脏知觉和她希望在重要演讲时的感觉方式（即自信、平静和专注）之间的转换。

她有规律地练习这个动作，包括在演讲的前一天晚上和第二天早上，以此来教自己的心脏在演讲时如何反应。经过这次训练，她在演讲的时候能够放下自己的过度警觉，让心脏进入一种放松、开放的状态。

心脑结合

直到 20 世纪六七十年代，学界普遍的看法是心和脑之间的交流是单向的，心脏对大脑的指令做出反应，而不是反过来。但是多亏了像心理生理学家（也是夫妻）约翰·莱西（John Lacey）和比阿特丽斯·莱西（Beatrice Lacey），哈佛医学院的赫伯特·本森（Herbert Benson）医学博士，心脏数理研究所（Heart Math Institute）的奇尔德（Childre）博士和罗林·麦克拉迪（Rollin McCraty）博士这样的研究者，上文提到的莱勒和罗格斯大学的瓦西洛夫妇，以及朱利安·塞耶（Julian Thayer）博士，还有很多其他这样的先驱们开创性的工作，我们现在才能知道心脏和大脑在进行一场不间断的双向对话，每个器官都影响着对方的行为。

例如，麦克拉迪的研究告诉我们，当我们的心律不稳定、紊乱时，从心脏到大脑的相应神经信号会抑制较高的认知能力。当你处于战或逃的状态时，大脑中控制复杂认知行为（如计划和决策）的前额皮质就会"离线"。从进化的角度来说，这是有道理的；当你的生命处于危险之中时，你的身体要确保你不会因为过度分析而瘫痪，从而将生存放在优先位置。可惜，这也阻碍了你清晰地思考、回忆、学习、推理和做出明智决定的能力。

相比之下，处于休息与消化模式的身体，高心率变异性会产生更有序、更稳定的心脏模式，向大脑发送信息，促进认知功能，增强积极感受和情绪调节能力。[1] 高心率变异性与平滑、高效的前额皮质活动和执行功能的任务有关，这类任务包括工作记忆和抑制控制。这意味着，通过增加心率变异性，你可以改善前额叶活动，从而提高自我调节、抑制消极思想、做出客观决定以及记住所学知识的能力。

究其本质，心率变异性是对心脏跳动变化的测定。一般来说，高心率变异性对应着灵活的自主神经系统，能够快速对内外刺激做出反应，并与反应速度和适应性有关。心率变异性低则代表自主神经系统的灵活性下降，难以从压力中恢复，并与健康水平和表现能力下降有关。

正如我们所讨论的那样，心率的变化可以由多种因素引起，包括情绪、压力以及各种身体和行为的变化。但同样的可塑性使心率变异性对日常生活的压力源变得敏感，也使它容易受到呼吸和视觉化的影响。通过提高心率变异性，我们可以训练身体，使其能够灵活地转换到所需的积极状态。比如当你结束了一个令人沮丧的商务会议时，在接下来的一天里你不会因此感到焦虑或怨恨，你的心脏会支配副交感神经系统，让你放松并为下一次的表现重新做准备。

为你的最佳表现制订计划

在我的办公室里，典型的心率变异性生物反馈过程是这样的：你的心率、呼吸和心率变异性都显示在一个大监测器上。一旦我们确定了你的基线心率变异性，我们的第一步是按照莱勒和瓦西洛的训练方案来确定你的共振频率呼吸率（稍后会详细介绍）。然后，我们可以开始改变你的身体管理压力的方式，通过一系列的新策略来清理你的大脑，识别在压力时期你所希望的你的心脏能够达到的积极状态。通过这个过程，你将学习如何从焦虑的慢性循环中解脱出来，进入冷静自信的最佳表现状态。

多亏了神经心脏病学研究与发展，我们知道加强副交感神经系统（刹车）和抑制交感神经反应（油门）是同样重要的。缓慢呼吸和深呼吸确实会抑制交感神经的活动，但如果你不能系统性地重复这种训练，你的副交感神经就会一直处于基线状态，无法得以强化。副交感神经的"刹车"功能能够运转，是因为一种叫作压力反射的东西。

压力反射是人体维持血压的机制之一。位于动脉壁的受体会触发这种反射。当你吸气时，你的心率上升，四五秒后血压升高。当你呼气时，你的心率下降，四五秒后血压下降。这个周期是由你的主动脉和颈动脉壁中被称为压力感受器的特殊受体调节的。

压力反射是固定的，几乎完全由无意识机制调节，但我们确实可以控制我们的呼吸频率。大多数人的呼吸频率比压力反射频率高，但当我们有意完全放慢呼吸以适应压力反射频率时，就加强了对它的控制。

事实证明，有一种被称为"共振频率"的特定呼吸频率，能最大限度地提高心率幅度。有些人一分钟呼吸 6 次，对其他人来说，可能是 5 次或 7 次。撇开具体的数字不谈，当你以这种速度呼吸时，令人惊奇的事情就发生了：它增强了压力反射，使心率变异性的整体增幅更大。

当你感到压力时，你的心率和呼吸频率就会失去平衡，把你推向一种失去共振的状态。但当你以共振频率呼吸时，你的心率会与你的呼吸完全同步。你进入了一种叫作共振（也被称为心流）的状态。

当你在自己的共振频率下呼吸来训练心脏时，你就是在锻炼自己的压力反射，使心脏变得更强、更高效，让你在恢复正常呼吸的时候也可以将心率变异性保持在高位，如下图所示。以共振频率呼吸可以改善你的基线压力反应，也可以训练你的身体反射性地进入一种共振的状态，甚至在面对压力时也能如此。

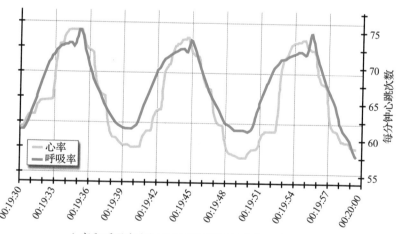

心率和呼吸率之间的相似振幅展示出高心率变异性
（这也表示了最大心率与最小心率的测量值）

资料来源：Screenshot from Physiology Suite Software by Thought Technology, ProComp Infiniti Software, with permission.

通过加强你的压力反射，你可以锻炼心脏肌肉，这样即使你感到压力，也会有你在放松和感恩时的心跳节奏。你会形成本能般的反射。

能从生理上忘掉一个难以沟通的电话或一记失败的推杆，并在几秒钟内为下一个挑战做好准备，是最佳表现的标志。我的客户需要能够在会议或演示之前迅速提升表现，果断地行动，兴奋起来，然后在会后迅速恢复。我们的工作增强了他们深度参与（开启）的能力，也增强了他们快速释放（关闭）的能力。他们能完全释放的程度越高，他们的表现就会越好。拥有这种释放的能力是你可以展现出最佳表现的前兆。

增强压力反射所带来的效果是深远的。我曾观察到一些与自主神经系统功能失调相关临床症状（包括头痛、失眠，甚至是抑郁症）做斗争的客户已经成功地通过训练抑制或消除了自己的症状。它还帮助我训练的 CEO 和运动员获得了巨大的耐力和复原力。

当我在一个大学的高尔夫球队工作时，我在训练前后测量了队员们的心率，可见下页图。在体验心率变异性的生物反馈训练之前，他们的心率会在击球前上升，并且会将这种上升状态一直保持到下一次击球之前。在 10 周的训练后，他们的心率在每次击球前的增加幅度会降低，而在击球后会更快恢复到基线水平。换句话说，他们在表现前反应较弱，在两次击球之间恢复得更快。对很多球员来说，这让他们有了更强的耐力和更好的整体表现。

一些人在第 3 周或第 4 周会开始注意到他们的压力反应变得不同以往，这时压力反射开始表现出可量化的强度增长。到了第 6 周或第 7 周，认知方面的增益，比如注意力的提升、思维组织和执行能力将开始发挥作用。

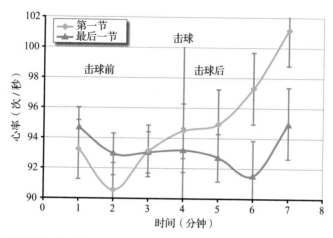

在虚拟高尔夫球课程中，经过 18 次击球，人体心率变化更接近均值

资料来源：Author, *Biofeedback Magazine.*

神经能释放你的最大潜能

心脏中的压力感受器一开始是如何与大脑沟通的呢？难道不是大脑负责将信息和指令通过神经通路发送到身体其他部位的器官吗？

事实证明，大脑和身体之间的交流是双向的，无数信号被双向发送——从大脑到身体，从身体到大脑。[2] 这些信息沿着迷走神经传递，迷走神经是将脑干和几乎所有器官（包括心脏）相连的一条大神经。[3]［vagus（迷走）是拉丁语，意思是流浪；它的词源与 vagabond（流浪汉）和 vague（模糊）相同。][4] 迷走神经负责调节从心率、呼吸、消化到反射性行为的一系列功能，如咳嗽、吞咽和打喷嚏。但是，迷走神经纤维把 80% ~ 90% 的时间都花在将信息从身体"向上"发送到大脑。"倾听你的心"和"倾听你的直觉"并不是陈词滥调，它们准确描述了真实的生理过程。

迷走神经活动的强度被称为迷走神经张力。迷走神经张力良好的人的心率变异性会更高。你的迷走神经张力越强，神经系统的交感神经和副交感神经之间的平衡越强，身体就越能区分真实的威胁和感知到的威胁。当迷走神经张力增加时，压力感受器发出的脉冲会更快地传到大脑，这样当你需要深度参与时就可以加速，当你需要恢复时就可以刹车。那些迷走神经张力差的人往往过于警觉，错误地将感觉输入理解为对他们安全的威胁，陷入战或逃反应的状态。

心率变异性训练会带来什么改变

假设你在十几岁的时候经常因为父母不允许你自己安排生活而与他们发生冲突。那时，你可能因为缺乏控制感而感到自卑和愤怒。当另一个人（例如同事、恋人或朋友）试图控制你完全有能力处理的情况时，你可能不会把那时的经历与你现在感到的焦虑和恐慌联系起来。但这种联系是客观存在的，在身体中持续存在，并通过迷走神经向大脑发送压力信息。或者你也许没有和父母激烈争吵过，但小时候曾患过创伤性疾病或做过侵入性手术，那么现在在你觉得自己的安全或健康处于无法控制的情况下（比如坐飞机时），可能会表现出短暂的恐慌感。这些都是痛苦经历如何嵌入我们的生理机能的例子。

为了解决我们的痛苦，我们需要能够识别并释放那些经常嵌入我们生理机能中的痛苦或不愉快的感觉。这是控制压力的必要步骤，也是你解决身体的自主神经失衡的方法。

识别并释放痛苦的感觉对人们来说是难以克服的心理障碍。很多人都习惯了传统的认知方法，比如谈话疗法、视觉化和目标设定，这些都要求我们调整自己的思维。但叩击我们的内心，问我们自己这种痛苦的感觉如何，这种想法似乎是陌生的。我们害怕面对更深的痛苦，因为我们还没有学会以一种特定的方法来释放生理上的感觉。伤害我们的不是某些人，也不是我们曾经的认知记忆，而是我们自己的身体感觉。被不舒服的感觉萦绕的焦虑感麻痹了我们，大脑将曾经的感觉套用到新的情况中，以此来释放感觉。

如果你需要一个实例来了解这种动态在现实生活中是如何施加影响的，只需要回忆一下你最近一次联系朋友或家人以发泄自己内心中不愉快的情况，你就明白了。感到心烦意乱时向值得信任的人求助是人类的一种常见本能。支持我们的人会在我们跌倒时接住我们。这些人非常了解我们，倾诉、事后讨论，甚至和关心我们的人一起哭泣，都能让人感到一种宣泄。

但我敢打赌，如果你认真地反思这些时刻，你就会重新认识到，尽管与亲近的人分享你的痛苦似乎是一种平静、抚慰人心的体验，但这样做往往会重新点燃对你不利的情绪。无论你是在和朋友重述一段争吵，为老板苛刻的考核而哀叹，还是描述一种恐惧，抑或只是在度过了非常烦恼的一天后发泄情绪，你都是在重温一段痛苦的记忆。我的猜测是，你在说话的时候，并没有完全保持冷静并远离你的情绪。你的心率上升，你可能会提高声音或哭泣。你可能会觉得自己又回到了不愉快的场景中，即使你是在一个完全中立的地方，比如朋友的厨房、同事的办公室或附近的咖啡馆，也无法避免这种感觉。

我的许多技巧都要求你放弃思维的过程，抵制借助大脑的欲望，只依靠身体的工作。这是至关重要的，因为认知方法会阻止你产生一种可以植入你身体的生理状态。谈话治疗、视觉化、目标设定和其他认知技术当然很重要，但如果要真正优化你的身体表现和管理压力的方式，你也需要控制自己的生理机能。本书中的技巧将心率变异性－生物反馈科学与新颖的心理策略相结合，以优化你回应压力情况的方式。例如，有一种技巧要求你练习将每天的压力与吸气联系起来，然后在呼气时将其呼出，从而产生一种叫作"清理思绪"（Heart Clearing）的强大效果。利用"泡泡"技巧，你可以想象自己周围有一个保护性的力场，使你免受特定压力的影响，比如来自一对在地铁上吵架的夫妇，喜欢微观管理的老板发号施令，或者是感恩节晚餐上讨人厌的亲戚的影响。

本书中的 10 周练习不仅是一个提高你的反射能力并让你可以更灵活地适应压力的过程，更是一个治愈的过程。它可以让你释放与厌恶性经历相关的感觉，而不会变得不知所措或再次受到创伤。你将训练你最重要的肌肉来保持平衡，以一种更健康的姿态进入压力状态，并在压力下和日常生活中展现出最佳状态。

第 2 章

打造共振的生活

信不信由你，正确的呼吸方法也是需要时间来练习的。在这个为期 10 周的训练方案的第 2 周，我将指导你学习正确的呼吸方法，但我可以说大多数人都做错了。我们倾向于用胸部呼吸，而实际上，应该用下腹呼吸。（我们生来就是这样呼吸的，但现代生活的压力，加上糟糕姿势的盛行，长此以往，让我们不再这样呼吸。）一个理想的吸气与呼气的比例，可以最大限度地提高我们的复位能力，帮助强化我们的副交感神经系统。

在接下来的 10 周里，我会向你介绍多种基于呼吸的训练方法，包括那些让你在吸气和呼气时与各种基于心脏的情绪（包括消极和积极情绪）连接的训练方法。例如，我教给客户的一个方法是，在呼气时，反复练习释放与痛苦相关的感觉（如愤怒、恐惧或失望），同时在心率追踪装置上监测他们的心率降低值。

但尝试之前，你需要找到你的共振呼吸频率——能使你的心率波动最大化的频率，从而使你可以更好地控制自主神经系统，并能够灵活地驾驭挑战。

对大多数人来说，最普遍的共振频率是每分钟 6 次呼吸。[1] 这个频率下的呼吸会激活共振特性，并诱发 0.1 赫兹心率的高幅振荡。（情绪敏感度、体能或身高等个体因素可使共振频率略高于或略低于每分钟 6 次。）临床研究表明，大多数人能在每分钟 4 ～ 7 次呼吸中找到自己的共振，但在超过 15 年的训练中，我发现我们中有一半人的呼吸频率更接近于一个更严格的范围，为每分钟 5 ～ 6.5 次。

你可能会想："这个范围真的很小。每分钟呼吸 6 次和 7 次之间有什么明显的区别？"答案是什么？这个答案让一切都变得大不相同了！在最近的一项研究中，被试被分成三组，并被要求以不同的速度呼吸 15 分钟。[2] 第一组以他们的共振频率呼吸；第二组以每分钟比他们的共振频率高 1 次的呼吸频率呼吸；第三组安静地坐着度过这 15 分钟。之后，以特定共振频率呼吸的小组出现了情绪提振、血管的收缩压降低和其他令人欣喜的心率变异性 – 生物反馈训练结果。

经典的身心放松技巧（如瑜伽和冥想）可以帮助你在垫子上达到接近共振的状态。但是为了让这种感觉深入你的生理，你需要进行生物反馈训练，以一种系统地锻炼压力反射和加强迷走神经张力的方式进行呼吸。你可以把共振呼吸想象成瑜伽和冥想的高性能替代品。

瓦西洛夫妇

叶夫根尼·瓦西洛博士和布罗尼亚·瓦西洛博士在 20 世纪 70 年代与苏联宇航员合作时首次发现共振频率能放大心率波动幅度。一开始，瓦西洛夫妇发现当向宇航员展示电脑生成的正弦波图形，并要求他们将心率与波动匹配时，他们的心率能够实现较大的波动。瓦西洛夫妇发现，被试通常在 0.076 ～ 0.107 赫兹的范围内表现出最高的心率波动幅度。（赫兹是测量频率的单位，1 赫兹等于每秒振动 1 次。）更具体地说，被试通常以约 0.1 赫兹的频率产生最大心率波动，每分钟呼吸 6 次。

瓦西洛夫妇将个体产生最高心率振幅和血压变化幅度的比值标记为个体的共振频率。从那时起，这一共振频率就成功地用于治疗各种疾病，包括抑郁、焦虑、高血压、哮喘、肠易激综合征、失眠和创伤后应激障碍等。[3]

共振呼吸

在意大利一项针对 23 名健康成年人的研究中，诵读《圣母颂》或冥想唱诵 "om-mani-padme-om" 可使呼吸减慢到几乎正好为每分钟 6 次（0.1 赫兹）。[4]研究人员得出的结论是，诵读祷文或唱诵所产生的效果与缓慢呼吸相似，增强了压力反射。

共振的力量

共振频率呼吸会触发一个令人惊叹且真正非凡的连锁反应：它

会加强压力反射，这有助于重新平衡自主神经系统并减少心血管反应，反过来又会对整个身体产生影响。

◆ 连接到迷走神经的系统和器官会受到刺激。其中一个器官是你的大脑（更具体地说是前额叶），它能让你有能力更好地控制自己的想法，有能力抑制冲动，并对细节有更多的关注。此外，随着额叶活动的增加，小的压力就不会带来同样分量的影响了。你在脑海中回忆往事的时间会更少，更有可能关注当下。

◆ 膈肌共振呼吸可以增加心率变异性，从而切实改善与焦虑或自主神经系统功能障碍相关的慢性医疗问题，包括抑郁、焦虑、头痛、高血压、胃肠道问题等。

◆ 在生理层面上，你会更加熟练地与你想要的积极情绪联系在一起，在情绪激动的时候更快地引导心血管反应回到基线水平。

◆ 增加了流向肌肉的血液和氧气，从而增加你的耐力，提高运动成绩。[5]

◆ 呼吸的深度和频率以一种已知的方式影响你的大脑节奏，从而改善整体的情绪健康，这也许是因为增加心率波动的幅度，反过来刺激了大脑中与情绪调节有关的区域的波动活动。[6]

◆ 你可能会感受到你的共情能力上升到一个新的高度。我的许多客户发现，他们可以更容易从别人的角度看问题。一名客户开始把他母亲在他童年时虐待他的经历与母亲年轻时的伤痛与挣扎结合在了一起。他不再怨恨母亲，而是变成了同情，这是他偶尔去看她时的感受。

这只是共振呼吸在心理、生理和情感上所带来的好处的一小部分。在本书中，我将带你探索更多的效果，包括降低血压、缓解头痛、战胜恐惧等。

如果你有睡眠问题

我的客户威廉是一名生物医学工程师，他有失眠的问题。入睡有时对他来说很困难，但他最大的问题是有时会在半夜两三点醒来，然后就再也睡不着了。威廉尝试过几种方法——认知疗法、催眠、防蓝光眼镜，但每种方法都只起到了很小的作用。他对我说，凌晨两点他躺着盯着天花板时，觉得自己变成了思维的囚徒。

威廉第一次来看我的时候29岁，是他的一个朋友把他介绍给我的。我们找到了他的共振频率，并开始了为期10周的训练方案，他每次练习共振呼吸20分钟，每天两次。此外，威廉在半夜醒来时也会做共振呼吸，直到能够再次入睡。大约5周后，他开始发现自己更容易睡着了，醒来的时间也更短了。

在有了新的动力后，他开始加入一些新的睡眠卫生好习惯，如睡前阅读30分钟（读纸质书，而不是用电子设备阅读），并在卧室以外的房间给手机充电，防止盲目地刷手机或者在半夜起来看手机。威廉和我一起制定了一套睡眠流程，包括睡前伸展和呼吸。威廉还对生物黑客感兴趣，这是千禧年非常流行的一种现象，利用生活方式的变化来改变或像黑客黑入计算机一样"黑入"身体，使之表现出最大潜力。因为有了心率变异性－生物反馈训练，威廉可以用他的共振呼吸频率"黑入"失眠问题并将其解决，他似乎非常喜欢这种睡眠流程。他醒来的次数越来越少，这证明了他的心率变异性每晚都在发挥作用。此外，偶尔在半夜醒来时，他会离开床，用共振频率练习呼吸，然后回到床上就能睡着。

我的客户告诉我共振的感觉时，他们说感到头脑清醒，心脏平静，肌肉放松，注意力更加集中。这让人想起在海滩上放松的经历，听着海浪拍打海岸的声音，或者第一次抱着刚出生的孩子的那种感觉。我们合作的一部分内容是找到那些时刻并学会复制与这些时刻相关的生理反应，以便客户可以在需要时进行共振。通过使用对特定身体表现和情境产生的共振，你可以缩小当前和期望表现水平之间的差距。

在你人生的多个领域培养共振

我已经描述了共振的临床定义，但是在研究了十多年的心律之后，我认为共振还有很多需要探索的地方。共振状态可以通过调整你的行为使其与你的内在动机和愿望相一致来实现。它是一种整体状态，在这个状态中，你的言语、行为、人际关系和行动反映出了你想成为的那个人的样子，反映出了心灵与思维的一致性。这就是实现最佳表现的技术与科学的交会之处。

当你利用与生俱来的能力，用你的心率来塑造和引导你的感觉、思考和行为时，你就是在重新调整你的生理机能——和你工作、竞争以及与亲人互动时的生理机能是一样的。

你不仅可以提高成功完成演讲或在工作中成为更好的倾听者的机会，还能成为更有激情的配偶或伴侣，或者成为更有耐心和共情能力的父母。这是一种生理和认知的重置。

如果你尽自己最大的努力来进行这个训练，你可能会感觉到自己以一种纯净、富足、人际关系丰富的方式打开心扉。我真的相信我们心脏共振频率不仅仅是 0.1 赫兹。这个频率是由我们身体最强大的肌肉产生的，它不仅能重新调整我们对压力的反应，还能使我们在健康、人际关系、认知控制等生活的多个方面发挥出最大的潜能。因此，我很荣幸也很高兴能在这里指导你完成这个训练的每一步，并在你完成这趟了不起的旅程的过程中为你加油。

家庭压力会影响你的工作表现吗

安吉拉是女子大学篮球队的助理教练。在与球员互动、物色新秀、随队旅行、分析比赛录像等方面，她承受着巨大的压力。但球员和她的关系很好，她也对她们有强烈的亲和力。她不仅是她们的教练，还是她们的良师益友。

安吉拉和她的丈夫最近失去了一名心爱的家庭成员，她发现自己在工作中变得情绪化，以至于影响了她有效教练指导的能力。她向我承认，她对我的训练方案持怀疑态度，但作为一个长期热衷于冥想的人，她决定尝试一下。

刚开始，安吉拉呼吸时很难坐着不动，一部分原因是她的肌肉紧张到了极点。在大约进行 5 分钟的共振呼吸后，她看到自己的肌肉紧张度下降，并取得了很好的进展。很快，她发现自己很期待这种呼吸治疗，她觉得这有助于控制自己的情绪。

在我们相处的 10 周结束时，安吉拉觉得她可以在工作中更好地控制自己的悲伤和其他情绪，并学会了如何使用共振呼吸，在 5 次呼吸内就能进入积极的情绪状态。她说，当她在比赛前立即开始进入呼吸状态时，"我发现自己与球员和其他教练的互动变得更加有分寸。我可以用一种更冷静、更自信的方式说话，即使是在紧张的比赛时刻，我也可以更清楚地思考球队需要做什么来赢得胜利。我觉得我处理信息更客观了。如果出现糟糕的判罚，或者球员在场上做了一些出乎意料的事情，我可以抑制自己的反应，然后很快顺利地决定接下来需要做什么"。在创造性方面，她为即将到来的比赛制定了更多策略，并思考她的球队如何在场上把逆势变成优势。她说："我经常会在呼吸练习的时候想到这些。"

总的来说，她认为自己在处理压力时刻方面有所改善，思维更有创造性，短时间内从消极互动中恢复过来的能力也增强了，而不再需要几小时或几天。"每个人都有得意和不得意的时候。"她告诉我，"现在我明白了，这与其说是运气的问题，不如说是处于正确的状态，才能创造出最佳的表现。我现在更专注。"

人们以许多不同寻常的方式从心率变异性－生物反馈训练中获益，此外还有更广泛的收获，比如管理压力的基线能力增强，情绪、记忆力、注意力和焦虑方面的改善。还有更有针对性的、侧重表现的结果：更能为特定事件做准备，比如演讲、体育竞赛或考试；更能面对恐惧，比如害怕坐飞机；更能为敏感的对话做准备等。

现在，我敢打赌你在想"我这辈子都在呼吸，练习呼吸对我有什么帮助"。事实上，这个问题在我的办公室里被问了无数次。

你正在学习的不仅能强化身体的制动系统，还能使你在应对焦虑和压力时表现得更加灵活（能够加速或冷静下来）。你将培养提前为挑战做好准备的能力，你能像战士一样应对当下的压力，并准确、快速地释放影响健康和表现的焦虑。控制心律的能力为你在连接、感知和驾驭亲密关系中的各种挑战提供了非常多的益处。控制压力反应可以让你觉得自己能够更好地掌控整个人生。

记住，不要认为"inspire"这个单词的意思只是"激励"或"鼓励"，它的意思还有"呼吸"。

第 3 章

如何使用本书

本书的第二部分包含了 10 周的心率变异性 – 生物反馈训练方案。在开始的 4 周里，我们将着重于掌握一些特定的呼吸技术，这些技术能让你处于一种共振的状态，并重新调整身体的自发性压力反应。在第 4 周到第 8 周，你将学习加强副交感神经系统和根据需要管理压力的策略。在第 9 周和第 10 周，你将学习如何使用你的共振来优化你与他人的互动。

所有这一切将建立在第 1 周掌握的共振呼吸技术上，在这一周里，你要确定你的共振频率。

在开始之前，让我们回顾一下心率变异性背后的关键概念。在开始训练方案之前，我们必须牢牢掌握下列基本原则。

理解心率变异性

我们倾向于想象自己的心脏以一种稳定、单调的节奏跳动，就像节拍器一样。我们大多数人认为它是下图这样的。

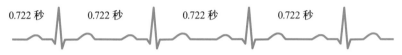

这张图显示了不健康的心率变异性，每次心跳间隔恒定为 722 毫秒。

然而现实是，健康的心跳竟然是不规律的，这很出人意料。即使我们处于休息状态，心跳节拍之间的时间间隔也会发生变化。这种一拍一拍之间间隔的变化被称为心率变异性。

心电图显示如下。

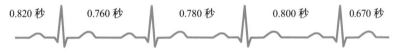

这张图显示了健康的心率变异性，每次心跳间隔的时间都有变化。

请记住，心率变异性与心率（heart rate，HR）是不同的。心率是在特定时间（通常是一分钟）内，心跳次数的平均值。一般来说，一个健康的人在休息时的心率水平较低，在体育活动、锻炼或压力下的心率水平较高。

心率变异性反映了连续的心跳之间的时间上的具体变化。每一个离散时间的测量值被称为 R-R 间隔（R-R interval，RRI）或节奏间间隔，它发生得非常快，需要以毫秒为单位来测量。R-R 间隔是一个 R 峰和下一个 R 峰之间的距离。

心率变异性低，即心跳之间的时间变异性低，可以被认为是身体处于压力下的一种迹象，这可能来自锻炼或身体活动，也可能来自心理或情绪压力源。在测量心率变异性时，被测者不必进入压力状态。那些抓住压力不放、难以适应，并且难以重新从压力源中恢复的人，一般来说心率变异性都比较低。[1]心率变异性越高，心跳之间的变异性或不规则性越强，会使自主神经系统变得更加灵活，能够更容易而有效地响应内外压力源。高心率变异性的人可以更快地适应压力，而且恢复得更快。心率变异性被认为是一种很有前途的衡量运动员表现能力的指标。

当你以共振频率呼吸（对大多数人来说大约每分钟呼吸 6 次）时，你会有 0.1 赫兹的高振幅心跳。

下一波心率变异性训练

进行心率变异性训练时，我会把向计算机系统报告心率数据的电极连接到客户身上。该系统会在屏幕上显示他们的心率变异性（类似于上文中的图像），并允许他们直接观察共振频率呼吸如何影响他们的心率变异性。当然，并不是每个人都能接触到经过认证的生物反馈从业人员，所以我为任何一个想在家里从这个训练中受益的人创建了一个对他们更加友好的计划。接下来我描述的方法将依赖于身体意识的培养。你需要努力学习必要的技能来感受生理上出现的压力，然后释放它。我的目标是让你们即使不能通过屏幕看到共振，也能学会感受它。

基于这个原因，我建议你在训练的第 1 周、第 4 周、第 7 周和第 10 周记录心率变异性。在上述每周中，你要每 4 天测量记录一次你的心率变异性，以建立一个更可靠的基线。（我将在第 1 周说明如何做到这一点。）

通过使用手机上的应用程序，你将学会以你达到共振状态的呼吸频率来同步你的呼吸和你的心律，这样你将能够收获心率变异性 – 生物反馈训练所带来的许多好处，同时可以做到主要依靠感官而非技术来完成反馈。通过练习，你将学会让自己处于一种按需共振的状态。

所需工具

根据你的时间、预算和对科技适应的情况，你可以从下面的测量工具和记录工具中选择一个或两个。你需要在第 1 周之前准备好这个设备，这样你就有了一个基线，可以用来评估自己的心率变异性在第 4 周、第 7 周和第 10 周的进展情况。

◆ 测量呼吸节奏的应用程序（必需）
◆ 心率变异性传感器与应用程序（可选）

让我们更详细地探讨这两种选择。

测量呼吸节奏的应用程序

调整呼吸速度的工具对该训练方案至关重要。你可以在你的 iOS 或 Android 移动设备上下载几种测量呼吸节奏的应用程序，它们在音效、视觉效果和适用呼吸频率方面都不同（比如一个上下移动的条；一个可以扩大和缩小的圆；一个跳舞的向日葵；海浪的声音等）。

如果你是4秒的吸气、6秒的呼气共振频率，你会有很多选择。然而，并不是所有测量呼吸节奏的应用程序都能让你设定吸气和呼气的长度。如果你有一个不同的共振频率，你需要选择一个应用程序，可以让你的呼吸频率精确到小数。以下是几个商业应用程序，可以按你特定的共振频率量身定做。我不推荐任何特定的应用，与下列公司也没有任何商业上的关系。下面的应用程序都在5美元以下（在撰写本书时的价格），有些甚至是免费的。我鼓励你探索这些和其他应用，研究一番，并找到最适合自己的应用程序。

请记住以下几点（以下两条按重要程度排列）：

◆ 选择一个能让你以共振频率呼吸的应用程序。

◆ 选择视觉上最让你满意的应用程序。

测量呼吸节奏的应用程序

iOS

◆ Awesome Breathing（发光的圆圈）

◆ Breathe2Relax（圆筒填充和清空）

◆ Breath Pacer（扩张和收缩的向日葵）

◆ Breathe（上下移动的方框，可以设置每日呼吸提醒）

Android

◆ Paced Breathing（简单的上下移动）

◆ Awesome Breathing（发光的圆圈）

◆ Breathe2Relax（圆筒填满和清空）

心率变异性传感器与应用程序

心率变异性传感器通常有三种形式：环绕胸部的带子；植入腕带或其他可穿戴设备的传感器；以及指纹扫描应用程序。每种设备都有优缺点。胸带往往是最准确的，因为传感器贴在皮肤上，以检测靠近心脏的电磁信号。腕带和其他可穿戴设备可能更舒适，佩戴起来更方便，但它们往往会沿着骨头和结缔组织较多的手腕滑动，很难精确地测量心率变异性。在大多数指尖传感器应用程序中，你把食指的指腹放在智能手机的摄像头上，应用程序就会读取你的脉搏。很多人因为指腹方法简单方便所以喜欢它，而且他们的手机通常就带在身边。但不同的应用程序和手机精度是不同的，且很难在每次超过 30 ～ 60 秒的情况下保持准确检测脉搏所需的正确的手指压力和静止状态。

CorSense 心率变异性传感器（由 Elite HRV 制造）是一款小型便携式手指传感器，专为心率变异性设计。据公司首席执行官介绍，其可靠性可与胸带传感器相媲美。这个传感器可以测量心率变异性长达 4 小时，电池待机时间超过 6 个月，可以使用免费的 Elite HRV 应用或任何应用设置接收心率变异性传感器数据，如 HRV4Training，SweetBeat HRV，或者 ithlete。如果你想要一个不太会乱动的传感器，可能要考虑胸带或 CorSense 和一个兼容应用。

两种流行的胸带包括：

◆ Polar H7 蓝牙胸部心率传感器。这款防水胸带监测器似乎是最适合与大多数心率变异性应用程序配套使用的。它的电池续航时间为 200 小时，对于大多数初学者来说已经足够了。

◆ Polar H10 蓝牙胸部心率传感器。同样防水，可提供 400 小时的电池续航时间。Polar H10 可以与 GoPro Hero5 兼容摄像头配对，将心率数据叠加到已录制的视频上。对于那些想要探索特定压力和竞赛时刻的心率趋势的人来说，这是有用的。

购买外部传感器之前，请确保传感器与你选择的心率变异性应用程序兼容。

只有一小部分心率变异性应用程序允许你测量基线心率变异性（例如，在第 1 周、第 4 周、第 7 周和第 10 周追踪），并为你提供持续的心电图反馈。下面是一些将满足这些标准的应用程序。请注意，这个列表不包括所有应用程序，只是反映了在本书编写的时候可用的应用程序。这些应用程序的价格差别很大，从免费到数百美元不等。正如你所期望的那样，你付的钱越多，你能做的追踪就越多。

◆ Elite HRV[⊖]

◆ EvuTPS

如果你觉得操作方便的测量设备能帮助你进行心率变异性测量，你可以使用以下应用，它们利用了智能手机内置的摄像头传感器：

⊖ Elite 心率变异性创建了与本书中每周练习相匹配的定制屏幕，并将提示你记录第 1 周、第 4 周、第 7 周和第 10 周的基线心率变异性。

◆ HRV4Training

◆ Sweetwater HRV

◆ ithlete HRV

或者，你也可以尝试使用桌面应用程序，它有着更详细的心率变异性测量和持续的心电图反馈的手持设备：

◆ Emwave

也许我本质上是一个纯粹主义者，但即使在我的临床实践中，我也建议客户在日常家庭练习中只使用呼吸节律器。事实上，对一些客户来说，在没有监督的情况下使用科技会分散训练的精力，导致他们过度关注于获得一个具体的结果，而不是享受和保持这个过程。我把它称为"放手悖论"：你越是孜孜不倦地追踪自己的结果，就越不善于培养释放和调整的能力。讽刺的是，对于一些人来说，持续使用评估心率变异性的技术可能会导致焦虑，而焦虑正是你试图通过这个训练方案缓解的战或逃反应的情绪之一。

如前所述，你将在第1周、第4周、第7周和第10周测量心率变异性，计算每周的平均心率变异性。在每周中，你要收集4天的数据（见书后的训练监测笔记）。我建议你在每周的周一、周三、周五和周日这样做，这样你就可以记录下整个星期的心率变异性波动，从而得到一个更准确、更可靠的平均值。

我还建议你在早上做的第一件事就是记录自己的数据，一醒来就立即进行。不要先查看邮件，或者开始计划你的一天，因为压力会改变你的测量值。测量心率变异性时，你可以在床上或椅子上坐直，脚放在地板上，背部挺直但放松。

旧金山州立大学的副教授里克·哈维（Rick Harvey）博士将每一次心率变异性测量都描述为一个即时快照——你不需要过多关注任何一个单独的测量，而是应该像看待一个孩子的成长曲线一样来看待它们的总体情况。[2]

哈维说，心率变异性最好被视为你在一段时间内的数据，而且所处的环境相当重要，所以要记录任何可能会影响到你的心率变异性的因素，比如缺乏睡眠、运动、跳跃或吃太多。然后把你的数据储存好，直到进入第4周！如果你选择在10周后继续监测心率变异性，你将开始看到可能影响数据的变量的模式。

你的科技行动计划

1. 选择你的呼吸节奏和记录方法，并购买必要的设备。

2. 在第1周、第4周、第7周和第10周的周一、周三、周五和周日测量你的心率变异性。这将使你能够计算每周的平均心率变异性。

3. 早上一起床就立即测量心率变异性。阅读电子邮件或开始思考你的工作日安排可能会造成额外的压力，从而改变测量值。

4. 测量心率变异性时，我建议你在床上或旁边的椅子上坐直。你的背部应该挺直但放松。

5. 确保记下可能会影响你的心率变异性的因素，包括缺乏睡眠、倒时差、酒精、疾病、咖啡因或最近的体育锻炼。

6. 将四周的心率变异性评分相加并除以4来计算每周的平均心率变异性。

> 7. 用手机上的测量呼吸节奏的应用程序，每天以你的共振频率进行两次 20 分钟的呼吸练习。

每天两次呼吸训练

这个计划的目标是让你每天两次，每次练习呼吸 20 分钟，持续 10 周。我的客户无论是奥运会运动员还是周末健身达人，无论是在压力很大的办公室工作还是在家工作（包括所有没有报酬的养育孩子的时间），这就是他们遵循的，能产生最好结果的训练方案。

在接下来的几周中，我将介绍一些新技能，比如释放压力的方法，提前准备挑战，根据需要创造一个理想的心脏状态。每周都有一个行动计划，类似训练一样的"行动处方"。这种计划总是以每天两次、每次 20 分钟的呼吸练习为基础，最后的部分将整合那一周章节中展示特定的主题和技巧。

这意味着每周呼吸练习的最后 5 分钟会有所不同。例如，在第 2 周，最后 5 分钟将集中在膈式呼吸（也被称为腹式呼吸）上；在第 3 周，你会用最后的 5 分钟在吸气的时候接触每天的压力源，在呼气的时候释放压力源；到第 6 周，你将以练习情感转变来结束，让自己（在想象与家人互动时）从恼怒转变为爱，从（在工作时）有压力感转变为平静，或（在漫长而艰难的一天结束时）从疲劳转变为增加的精力。

5 分钟的时间对于能带来如此强大效果的技巧来说似乎很短，

但我向你保证，这 5 分钟是为了最大限度地提高效果而精心安排的。共振呼吸后，你的头脑最容易接受新想法。这是因为经过规律的练习，15 分钟的共振呼吸会让你进入一种冥想状态，特征是阿尔法脑波的增加，这是放松的迹象。[3]进入共振状态后，你的大脑会持续感到被副交感神经支配。你的潜意识变得更具渗透性，让你正在练习的每周特定技巧有机会扎下根来。

要敢于投入

当人们听到"每天两次、每次 20 分钟"的时候，有可能会产生怀疑。不是每个人都会觉得自己有这么多时间来进行这种练习。生活是很忙碌的，40 分钟加起来会让人觉这是很大的时间投入。

但每天两次的 20 分钟训练是最有效的安排。每天这 40 分钟的组合，对于寻找共振和重塑身体的压力反应是必不可少的。每天练习少于两次，每次少于 20 分钟，你将无法获得本书中描述的全部好处；你将无法培养出在压力时刻出现的反射来优化你的身体机能。

把它想象成力量训练：如果你开始每天举重 5 ～ 10 分钟，你的肌肉会增加吗？当然，会增加一点点。但是如果你把这个时间增加到每天两次 15 分钟，你就会发现进步明显更多。当你每天两次、每次花 20 分钟进行呼吸训练后，你将培养出一种在压力时刻自动出现的反射，让你灵活处理手头的任何问题。我会告诉我的客户，当他们能更快地释放压力，在更短的时间内从压力中恢复，并按自身要求调整感觉时，他们的生活会发生怎样的变化。大多数人在第三周或第四周就会开始看到效果。

有一个客户来找我，她常年患有让人神经衰弱的头痛。她想设定一个目标：在 10 周后消除头痛。她很高兴地说，她能做到——事实上，现在她不仅恢复了健康，还在使用共振呼吸来实现额外的身体表现目标。我也遇到过客户因为身体表现问题来找我，当我深入了解他们的压力源时，我发现他们在婚姻或恋爱关系中正经历着很大的压力。许多客户认为，这个呼吸训练过程有助于提高他们在整个训练中感知伴侣和与伴侣联系的能力。很多人刚开始训练时还是单身，到第 10 周就进入了新恋爱关系的早期阶段，这让我很惊讶。你花在呼吸上的时间是对自己潜力的投资。所以，不管是什么让你来到这里，是什么让你拿起本书来尝试这个训练计划，请记住：优化你的健康，以及让你能以最佳状态进行表现的第一步是练习每天两次、每次 20 分钟的共振呼吸。

无法坚持每天两次、每次 20 分钟的训练吗

我认为，如果我们都能达成共振，我们就能改变世界。但我明白，不是每个人都从怀着这样的雄心壮志开始的。即使你认为时间限制或个人偏好会阻止你完成每天两次、每次 20 分钟的训练，你仍然可以从本书中获益良多。你能学到新的策略，根据需要改变你的生理来控制你的情绪，甚至在认知领域有所收获，比如学会集中注意力和积极的自我对话。然后你将能够使用这些策略来调整你应对挑战和困难的方式。但是为了获得所有的好处，你需要坚持进行每天两次、每次 20 分钟的共振呼吸训练。

入门选择

　　为了让练习不那么困难，你可以在开始的前两周每天练习 10～15 分钟，然后慢慢地在每次练习中增加 5 分钟。在训练的第三周，你应该每天两次完成 20 分钟的训练。如果你能够按照上述模式练习，你依然能够成功地重新调整身体对压力的反应，并获得全部训练的益处。

训练时应该避免的事

　　不要一心多用。开车、看电视、查看电子邮件和社交媒体、做饭——这些都不利于你的呼吸训练。给自己时间和空间专门投入训练。如果出现了干扰，比如婴儿哭闹或需要遛宠物，那就先处理好这些事，再回到你的呼吸训练。

　　不要试图平衡心率变异性 – 生物反馈训练和冥想练习。我要求经常冥想的客户在心率变异性训练期间暂停冥想练习。你可以在 10 周后再继续做冥想练习。目前，最好集中精神在心率变异性 – 生物反馈训练上。压力反射将加快多年的冥想所能达到的效果。

　　不要试图在一个 40 分钟的练习中完成所有呼吸训练。即使是最老练的共振呼吸者也会觉得 40 分钟有点长。通过将 40 分钟分成两个 20 分钟的时间段，你可以最大限度地提高坚持完成任务的概率，并将疲劳或分心的可能性降到最低。

　　累的时候不要训练。如果你在漫长而疲惫的一天结束时安排第二次呼吸训练，你很可能会睡着。虽然睡眠能让你恢复活力，但你会浪费获得认知益处所需的整整 20 分钟。

训练时应该做的事

找个好地方。在你决定投入呼吸训练时，确定训练的地方就很重要了。回想一下你的一天：你通常在什么时间、什么地方可以进行 20 分钟的呼吸练习并回顾你的目标？你在哪里感觉最舒服、最自然？我的很多客户早上第一件事就是进行训练，然后睡觉前再做一遍，你在早上和晚上进行训练的地方可能会不同，但要确保每天的练习时间和地点一致。在你确定了最适合你的时间和地点，并按计划开始练习时，只要你在那个地方，它就会提醒你应该做呼吸训练了。

添加一个提醒。即使我们一开始的打算是好的，我们也会变得很忙，或者甚至忘记一两次。当你在养成这个新习惯时，添加一个训练提醒是很重要的。最强的暗示或提醒是那些已存在于日常活动中的因素。例如，如果你每天早上在家煮咖啡，你可以说："启动咖啡机之后，我会做 20 分钟的共振呼吸训练。"同样，在晚上，你可以说："我把孩子哄上床后，会做 20 分钟的呼吸训练。"关键是，这种提醒是持续的，并会融入你的每一天。经常在同一个地方练习，本身也会成为一种提醒。如果你没有固定的训练计划，也可以试着设置闹钟或者在手机日历上安排你的训练计划。然而，这种方法可能效果不太好，因为用这种方法很难向身体灌输内部提醒，而且手机的提示声比身体本能更容易被忽视。

如果你必须停几天，那就尽快重新开始。最重要的建议是连续完成 10 周。这是黄金标准。但我知道有些事情是会发生的——生活中总会出现意料之外的事情。如果出现了与你的训练相冲突的情况，花一两天的时间来解决它，然后尽快回到正轨上来。（我认为，如果这个时候可以继续你每天两次的呼吸练习可能会帮助你驾驭一些意想不到的压力源，但有时似乎不太可行。）尽量不要连续几天不去训练。超过一个星期没有训练，将使你无法增强压力反射，而压力反射是训练获得最佳效果所必需的。

关掉应用程序上的所有声音。应用程序通常用海浪、钟声或白噪声来表示吸气和呼气。它们可能会分散你的注意力。你只需要关注呼吸时的感觉，因此我建议关掉铃声。

追踪你在训练监测笔记上的进度。在本书结尾处，你会找到一些可以用来追踪你的进步和在各种练习中收集数据的记录表。你可以把这当成是对自己的另一种有价值的反馈。

Heart Breath Mind

第二部分

调整压力反应

第4章

第1周: 找到你的共振频率

如何产生共振? 通过发现精确的缓慢呼吸频率, 在你自己独特的自主神经系统中获得平衡。这就是你的共振频率——你的心率幅度与你的呼吸同步, 你的交感和副交感神经系统达到一致的状态。当你以这个速度呼吸时, 你的心率会比平常吸气时的心率上升得更快, 比呼气时的心率下降得更快。这种更大的差异会产生更大的心率变异性, 增加你的身体对压力反应的控制, 我们将在本章中探讨这种情况。你的思想畅通无阻, 焦虑会消散, 肌肉紧张感会减轻, 你会感到精力充沛, 你的感觉更加敏锐。当你处于共振状态时, 你可以进入个人的最佳状态。

达到目标需要努力，回报几乎会影响你生活的每个方面，包括你的健康、人际关系、信心，以及在压力下表现最佳的能力。因为共振呼吸强化了你的压力反射，增加了你的心率变异性，所以你正在训练的是身体内部系统性的压力释放反射，使其能在受到压力时下意识地被激活。下面是几个给人带来益处的例子：

◆ 优秀赛艇手学会了克服赛前紧张。

◆ 要照顾四个孩子的母亲成功降低了她的慢性头痛的严重程度和频率。

◆ 高管克服了抑郁并提高了当日工作结束时的精力。

◆ 医生将沟通方式从"评论"转变为"共情"，从而更有效地领导自己的团队。

更重要的是，当你确定了能让你轻松进入清晰、平静和自信的内心状态的频率时，你就找到了自己的共振频率。

开始

你需要在手机或电脑上下载我在第35～36页介绍的测量呼吸节奏的应用程序。许多人喜欢使用应用程序，因为可以按自己的频率设定应用程序，然后跟着应用程序设定练习。（没有应用程序吗？那就按照下页"呼吸练习1"中的计数要求去做。）如果你选择使用手持设备，请把它放在附近。

在准备好装备并准备使用后，找一个舒适的坐姿，背部挺直，脚平放在地上，腿弯曲成 90 度，手心朝上放在大腿上。让我们来找出共振频率。

呼吸练习 1：
吸气 4 秒，呼气 6 秒

对大多数人来说，标准的吸气时间是 4 秒，呼气时间是 6 秒，其间不间断。这是一个 10 秒钟的呼吸，或者严格来讲，频率是 0.1 赫兹。以这个速度呼吸将使你每分钟呼吸 6 次。大多数成年人每分钟呼吸 12 次。

这个神奇的比例是 40∶60——你每次吸气的时间占 40%，呼气的时间占 60%。

让我们以这个速度呼吸两分钟。设置计时器。开始用鼻子吸气，嘬起嘴唇呼气，就好像你正在把热汤吹凉。当你在心里数数时（吸气 4 秒，呼气 6 秒）把精神集中在空气从鼻子流入、从口腔流出的感觉上。好好享受接下来的两分钟。可能你已经有很长一段时间没有试过放慢节奏，只关注自己的呼吸了。这两分钟是你找到共振的第一步。

最后，评估一下自己的感受。你是否感觉比练习前更清醒、更冷静、精力更集中？有些人会感到手或脚有一种令人愉快的刺痛感。许多人会注意到焦虑感在减少，感觉大脑更敏锐或不那么"忙乱"了。所有这些生理上的改善都源于身体的放松反应，但计数这一行为也有其特殊的魔力。大脑中处理计数的区域与处理忧虑的区域相同。同时做这两件事是很困难的，所以计数对于挤出压力，让忙乱的大脑恢复平静，并提高注意力是非常有效的。

呼吸练习 2：
按照自己的情况来确定呼吸频率

几乎每个人都可以像上面的呼吸练习 1 中一样，按每分钟大约呼吸 6 次在全身产生共振。即使你只进行这种呼吸练习，没有进一步地尝试，你依然可以从这个练习中获得很多好处。

但更精确的呼吸频率会带来更大的回报。我的目标是帮助你确定自己的共振呼吸频率，使其尽可能精确，从而让你最大化地享受这个 10 周的练习带来的益处。

按照下面的每一个频率呼吸两分钟。（选择一个可以精确设定特定频率的应用程序。）在每一次呼吸之间，花点时间来厘清你的思绪，并注意与其他呼吸频率相比，以这种频率呼吸的感觉如何。如果你正在使用技术手段追踪心率变异性，请参阅下一页小栏目的内容。

◆ 吸气 3.4 秒，呼气 5.2 秒（每分钟 7 次呼吸）

◆ 吸气 3.7 秒，呼气 5.5 秒（每分钟 6.5 次呼吸）

◆ 吸气 3.8 秒，呼气 5.8 秒（每分钟 6.2 次呼吸）

◆ 吸气 4 秒，呼气 6 秒（每分钟 6 次呼吸）

◆ 吸气 4.2 秒，呼气 6.2 秒（每分钟 5.7 次呼吸）

◆ 吸气 4.4 秒，呼气 6.6 秒（每分钟 5.5 次呼吸）

◆ 吸气 4.8 秒，呼气 7.2 秒（每分钟 5 次呼吸）

问问自己在尝试每一步后感觉如何。这并不需要复杂的自省，只要问问你自己在哪一次感觉最舒服就行了。这种差异是非常微妙的，而且因人而异，所以我总是安慰我的客户，不必把每一个呼吸频率按 1～10 的打分进行排名，或者以某种方式确定每一次呼吸后自己的平静和压力水平。只要问自己"哪种频率让我感觉最愉快，哪种频率最省力"，并写下你喜欢的频率（见书末尾处的训练监测笔记）。

10 次中有 9 次感觉最舒适的呼吸频率就是你的共振频率。这是会刺激你的心率产生最大变异性的呼吸频率。如果连接上生物反馈设备，你会看到你的心率在那些美丽地起伏着的波动中上升和下降。

如果你没有注意到一个频率和下一个频率之间的差别，或者发现很难追踪你的呼吸到一秒之内，那就恢复到标准频率，即吸气 4 秒，呼气 6 秒。几乎对所有人来说，这个频率都会引起心血管系统的共振，增强你控制自己对焦虑和压力反应的能力。如果你在以不同频率呼吸时很难找到特殊的感觉，这很常见。选择 4 秒吸气、6 秒呼气的频率是完全可以接受的。你可以在接下来的几周里进行微调。

用心率变异性技术找到你的频率

在第 3 章中我提到，一些客户选择购买仪器来测量他们的心率变异性。如果你有这些仪器，你可以用它们来确定你的共振频率。虽然你不一定需要使用这种仪器来确定你的共振频率，但它可能特别吸引那些喜欢一切都涉及科技或渴望尽可能精确的数据的人。

如果你选择使用心率变异性设备，用你的心率变异性传感器和手机上的应用程序，在按 51 页的每个频率呼吸两分钟的同时跟踪你的心率。哪个频率让你感觉最不费力，在你的设备上产生了最大的心率波动？你的 RMSSD（root mean square of successive differences，连续差异的均方根）是对心率变异性的临床诊断测量。(还有其他测量心率变异性的方法，比如 SDNN，即 standard deviation of time between heartbeats，心跳间隔的标准差。但是为了本训练方案，我们将通过连续差异的均方根来测量心率变异性。) 这种测量被认为是自主神经系统在短期追踪时最准确的反射。[1]

如果你有疑问或者改变你的呼吸频率似乎没有使心率变异性产生太多的变化，那就直接选择感觉最容易且最不费力的呼吸频率。如果一个呼吸频率产生最高的连续差异的均方根，但另一个呼吸频率令你感到更舒适，那么你还是要选择感觉最舒适的呼吸频率。

有什么问题吗

"如果我感觉上气不接下气怎么办？"

在大部分情况下，这些呼吸节奏应该都会让人感觉良好。如果吸气或呼气让你感觉过长或过短，就说明你没有在自己的共振频率上呼吸。你需要在这一周尝试不同的频率来发现最适合自己的那一种。如果你强迫自己大口吸气，你很可能会通过快速呼气来弥补。许多人试图把注意力集中在吸气的深度上，但其实关键是温柔地吸气和缓慢、放松地呼气。

记住基本的呼吸技巧

- 专注于用鼻子缓慢、轻柔地吸气，然后用张开的嘴缓慢地呼气。(相比吸气，更强调呼气。)
- 呼吸要轻松舒适，不要太用力。注意：如果你感觉到换气过度的症状，如头晕、心跳加快或呼吸困难，可以试着呼吸浅一些。

共振频率

你的共振频率会受到许多因素的影响，包括你的性别、身高和整体的心血管健康。男性的共振频率一般比女性慢，高的人往往比矮的人慢。为什么？血容量是共振频率的一个主要预测指标——你的个头越大，你的血容量越高，你的共振频率就会越慢。

姿势的力量

老师总是告诉学生要坐直是有原因的：当我们弯腰驼背时，流向大脑的血液会受到影响，从而影响我们的思维，使我们更难集中注意力。

另外，研究表明，挺直的坐姿让人们更容易进行积极的思考，获得愉快的想法和情绪。在一项研究中，大学生被试被要求回忆快乐的记忆：和朋友在一起的时光，通过考试，争取成功。相比懒散地坐在椅子上，当他们笔直地坐着时，这些记忆从生理上更容易被唤起。[2]

原因是这样的：我们的大脑会把摔倒和感觉无力或失败联系在一起。当我们没精打采的时候，我们实际上是在允许大脑产生无助、无望或沮丧的想法。对于开始一个为期10周、目的是更好地改变你的生活的表现增强计划来说，这并不是理想的心态。

没精打采也会抑制呼吸过程本身。弯腰驼背会让身体核心部位的器官和肌肉失去发挥作用的空间。这还会影响呼吸，当你不能呼吸时，你的表现就会全面处于次优水平。另一项由同一研究者领导的研究甚至将坐正与改善做数学练习的表现联系起来。那些坐直了，尝试在心里从一个三位数倒数到七的人，被认为比那些在倒数时无精打采的人更容易完成这个测试。

暂停一下，看看你现在的姿势，检查一下你的脊柱。不要努力改善你的姿势，这个目标是诚实地评估你的坐姿。你现在是没精打采地坐着吗？如果有人在看你身体的X光片，你的脊椎骨是会以正常的生理弯曲堆叠在一起，还是会以C形曲线的形状出现？如果是后者，不要批评自己；大多数成年人的坐姿都不会挺直。但一定要把挺直脊柱作为动力，尽可能优雅地坐直。

选好一把舒适的椅子，可以让你笔直地坐着，脊椎整齐地堆叠在一起。双脚平放在地板上，双腿不交叉，大小腿呈90度角。手心朝上放在大腿上。这是你新的表现姿势。

有什么问题吗

"如果我走神了怎么办？"

当你学会把注意力从头脑转向内心时，走神是一种自然的、常见的现象。我发现我的那些有完美主义倾向的客户往往很难原谅自己走神。试着不要因此而评价你自己。现在,不要试图控制你的思维或者不走神。第1周练习的重点不是停止你的思维,而是调整并尝试去感受共振的感觉。这里的重点是放松,进入你的共振频率。让空气通过鼻子进入,从嘴流出,享受呼吸就好。要注意的重点是跟随应用程序来保持你的共振节奏,而不是一直担心你是否做得很好。当你注意到思绪飘忽时,只需要慢慢地让意识重新回到心上即可。

当你在每个频率练习呼吸时,注意以下你正在转移到共振状态的迹象:

- 焦虑减少
- 情绪改善
- 精神更集中
- 肌肉紧张减弱

有共振的生活:设定目标

客户来我的办公室时,我们的首要任务之一就是确定他们的训练目标。你为什么拿起这本书?你的目标是什么?也许你想提高自己在领导团队会议时保持冷静的能力。也许你想减少工作中的疲劳。如果你整晚频繁醒来,你的目标可能是在醒来后10分钟内或更短的时间内重新入睡。

下面是一些我的客户设定并实现的目标的例子。

在接下来的 10 周里，我想……

◆ 在活动（演讲、做报告、运动比赛等）开始前，让自己的心率平稳。

◆ 把惊恐发作的频率降低 1/3。

◆ 使忙乱的大脑平静下来，这样我就可以在夜里醒来后几分钟内入睡。

◆ 夜里醒来后 5 分钟内就能再次入睡。

◆ 把头痛的频率降低到一周一次以内（严重的情况时一天一次）。

◆ 把血压降至健康范围内。

◆ 经历压力事件后，恢复的时间可以缩短一半。

◆ 每周在社交场合喝不超过两杯葡萄酒或两杯啤酒。

◆ 能按需使用心流。

每天练习两次，每次 20 分钟，坚持 10 周，我的许多客户在实现他们的目标方面取得了显著的进步，你也可以。有些人在完成目标后会感到很有动力，他们会继续训练超过 10 周，以获得更多好处。看着客户实现并经常超过他们的目标，是我的工作最有价值的方面之一。

问问你自己为什么选择这本书。你希望它能帮助你实现什么目标？你是否希望解决某个特定的问题或挑战？你希望在工作中达到一个新的表现水平，或者改善一段对你有意义的人际关系吗？也许你有一个关于压力的更宽泛的目标。你可以花点时间写下你的一些愿望（见书后训练监测笔记）。

现在，看看你写下的东西，探索你的身体和思想如何或者为什么会阻碍你实现目标。也许你渴望一段亲密相爱的关系，但在最初的几次约会之后，你发现自己在情感上已经关闭了内心。也许公众演讲的压力让你心跳加速，背部出汗。也许你被日常任务压得喘不过气来，发现自己会对家人大发雷霆。我的一个客户是电影演员，他说自己很想在百老汇演出，但害怕有现场观众；另一个客户在经历了一场艰难的离婚后，想重新开始约会，但感情的伤害仍然让他记忆犹新。一个曲棍球运动员来找我，想要缩小他在训练中和国家级比赛中的表现之间的差距。无论你发现了什么联系，花点时间把它们写下来。试着填下面的空。

　　"我想_____，但当我尝试的时候，_____发生了。"
或
　　"我希望我能_____，但_____老是挡我的路。"

对你的目标应用 S. M. A. R. T. R. 标准

你可能会对这个老生常谈的建议表示赞同——是的，没错，设定一个目标，实现它。但现在是时候升级传统的目标创造过程了，这样你就可以充满激情、更加有目的地追求你的目标。

大多数找我的人都希望改善他们的情绪控制，管理压力，并在压力和挑战下表现得最好。当我和客户一起制定目标时，我会让他们思考一下目前是如何应对压力的，以及他们希望在接下来的10周内如何改变。如果可能的话，我们会试着把这些目标与特定的健康和表现结果联系起来，这样他们就可以在 10 周结束时回过头来，客观地评估自己的进步。

你可能听说过 S.M.A.R.T. 标准：具体的（specific）、可衡量的（measurable）、可实现的（achievable）、相关的（relevant）、及时的（timely）。那么多人都没有成功完成新年计划的其中一个原因是什么？那就是没有设定符合 S.M.A.R.T. 标准的目标。（30% 的美国人两周后就放弃了自己的新年计划。）在新年伊始说"我想减轻压力"或"我想减肥"注定会失败，因为这些笼统的目标缺乏 S.M.A.R.T. 中的包含的品质。

但是如果把同样的目标调整到符合 S.M.A.R.T. 的标准之后，就变得可行了。不要说"我想减肥"，而是说"我打算每周慢跑 3 天，每天慢跑 20 分钟"；把"我想减轻压力"变成"我想学习在众人面前讲话前如何降低心率"。

当你选择未来 10 周的目标时，我鼓励你考虑一下目标能否在那个时间框架内实际地实现。接下来，花点时间考虑如何评估你在接下来 10 周内的进步。我的一个客户是一家初创公司的 CEO，每月查看损益表时他都会感到焦虑，他希望能寻求帮助以减轻焦虑。他决定在几个月的时间里，一边查看那些损益表，一边按从 1（最低）到 10（最高）的分数追踪自己的压力水平。一名职业网球运动员在比赛日的表现经常不如训练时，会选择在每次比赛前、比赛中途和比赛结束时对自己的焦虑程度进行排序，看看心率变异性 – 生物反馈训练对他的自我调节能力有什么影响。当你训练时，你也要监督和评估你的表现的变化。所以，当你确定目标时，我希望你在 S.M.A.R.T. 这个缩写中再加上一个重要的标准，把目标变成

S.M.A.R.T.R.：具体的（specific）、可衡量的（measurable）、可实现的（achievable）、相关的（relevant）、及时的（timely）和能引起共振的（resonant）。

进入下一部分之前，请在 239 页写下你的 S.M.A.R.T.R. 目标。你可以通过在第 1 周、第 4 周、第 7 周、第 10 周对你当前的成就水平进行排名来追踪自己的进步。

这是一个与你自己的生物学状态、遗传基因以及生活方式相互作用的动态过程。你可能会在第 2 周就开始体验到好处，但更常见的情况是在第 3 周或第 4 周开始体验到变化。如果在第 4 周之前没有感觉到太大的变化，不要惊慌。研究这一过程奏效原因的研究人员认为，第 4 周是副交感神经系统发生可测量的生理变化的时候。因此，经过一个月的练习，你可能会发现自己的情绪、焦虑和释然的能力都有所改善。然后，根据你对训练的投入程度，你将体验到每周在你的心灵和身体上的渐进提高。

不管你选择的目标是什么，它必须有一个重要的特征：它需要在你体内产生共振。你的目标必须体现出你的身体和心灵一直渴望的改变——一个给你注入希望的转变，它拥有改变你体验生活的方式的力量，并驱使你达到健康和表现的顶峰。

把你的目标放在手边。在每天晨间呼吸练习之前，你要回顾一次它。

共振

某些词往往具有共振效果：冷静、能干、无畏、勇敢、激烈、感激、魔力。听到这些词往往会最大限度地提高人们的心率变异性，它们几乎自然而然地与我们的心愿一致。如果你有一个一直喜欢的特别的词，请把它编入你的目标中。

同样，避免使用限制性的词，比如不（no）、不会（don't）、不能（can't）。相反，要关注你想要和将要做的事情的积极方面。例如，对于那个 CEO，我要求他重新思考自己最初的目标"消除焦虑反应"，并对其进行修改，使目标描述的是他在查看损益表时想要的状态，而不是他想要避免的状态，他反馈在 10 周后，他可以感到平静、自信，在查看损益表的时候能控制住自己的情绪。

你会体验到什么

你已经迈出了控制身体对压力反应的第一步。我知道你可能在想：不就是呼吸吗？但其实你做的远不止这些。你用被现代生活的压力破坏的方式呼吸。你正在加强你的交感制动系统。你正在寻找自己的共振频率，以一种真正地在你的身体和思想中回响的方式让自己与目标达到一致。你正在变成一个更出色的自己。改变即将发生。

健康要点：心脏健康

心率变异性和心脏健康之间有着密切的联系。正如我们之前讨论过的那样，缓慢的呼吸会增加你的压力反射灵敏度，而更强的压力反射灵敏度会产生更高的心率变异性（反之亦然）。与快速呼吸和浅呼吸的人相比，压力反射更强的人血压水平更有规律。如前所述，这与个体从交感神经系统支配向副交感神经支配的转变有关。

心率变异性也被证明是心脏病发作后健康状况的一个强有力的预测指标，同时也是一个人是否会在未来某个时候出现心脏病或高血压的有力指标。[3]长达数十年、享誉世界的弗雷明汉心脏研究（Framingham Heart Study）检验了用基线心率变异性预测无心脏病个体未来发生心脏疾病风险的能力。统计最终确实发生过心脏疾病的所有参与者发现，心脏疾病大多发生在心率变异性低的参与者身上。事实上，心率变异性被认为是比胆固醇、静息心率或血压能更好预测未来心脏疾病发生的指标。[4]

高血压在美国非常常见，1/3 的美国人患有高血压。美国心脏协会建议用深呼吸、多吃蔬菜和戒烟来缓解高血压和预防心脏病。[5]

令人惊讶的是，共振呼吸实际上可以帮助你避免被误诊为高血压。在被告知患有高血压的人中，有高达 30% 的人实际上患有"白大褂过度紧张症"，这主要是与医生相关的焦虑，这种焦虑会使血压升高。[6]一项发表在《血压》（*Blood Pressure*）杂志上的研究发现，深呼吸 30 秒足以调节血压，从而使医疗保健人员能够区分真正的高血压和因白大褂引起的血压升高。[7]

注意：如果你有已知的心脏病、高血压、哮喘或其他慢性疾病，请在开始这个训练项目之前向医疗服务人员咨询。本书中的训练方法并不能代替治疗，但它可以将症状减到足够轻，可能会让你的医生因此决定减少你常用药物的剂量。把你的经历记录在书的后面，和你的医生分享，一起回顾你的进展。

有什么问题吗

"如果我坐不住怎么办？"

一开始，你可能会觉得坐着简单地呼吸 20 分钟相当有挑战性。我的许多客户在第一周后回来找我，抱怨时间过得太慢了。这是因为我们生活在一个快节奏、高度警觉的世界，要不断地检查我们的电子邮件、看手表、在社交媒体上更新。如果我们不同时处理多项任务，我们会觉得自己很懒。我们的注意力和集中力变得如此分散，以至于坐在椅子上，仅仅是呼吸就会让我们感到没有效率，甚至有负罪感。

但这个过程会变得越来越容易。就像随着你长大，你开始能长时间乘坐汽车一样。我保证，当你快到第 4 周的练习时，你会度过完整的 20 分钟，尤其是当坚持练习的好处开始在你的日常生活中显现出来的时候。把这当成一个鼓舞人心的信号，你感觉练习时间开始过得飞快，这就是你的交感神经系统和副交感神经系统变得一致的证据，你的压力反射会变得越来越强。

第 1 周行动计划

1. 这周起床后立刻测量你的心率变异性 4 次。把测量结果标在书后的训练监测笔记上。

2. 试着用 6 种推荐的呼吸频率来呼吸，然后确定你感觉最好的那一种。这是你的共振频率。当你头脑清醒、心情平静、肌肉不再那么紧张的时候，你就找到自己的频率了。再一次把结果标记在训练监测笔记上。

3. 反思你的目标并把它们写下来，确保它们符合 S.M.A.R.T.R. 标准，并能在你体内产生共振。将每个目标按照当前的成就水平从 1（最低）到 10（最高）排名，在训练监测笔记上写下来。在第 4 周、第 7 周和第 10 周，你将有机会再次仔细思考这些目标。

4. 每天练习两次共振，每次 20 分钟，在早晨开始呼吸练习之前回顾一下你的目标。呼吸后，感受你的心脏、大脑和身体。你是否注意到自己的情绪、焦虑、注意力或身体的紧张有任何变化？你也可以在刚开始的时候每天两次，每次 10 ～ 15 分钟，然后在接下来的几周慢慢增加。

Heart Breath Mind

第5章

第2周：用你的呼吸增加能量

一个人平均每天要呼吸两万次。[1]你会认为我们现在已经很了解呼吸了，其实并没有。

事实是，大多数成年人的呼吸方式完全是错误的——用我们的胸部而不是腹部呼吸。后果是什么？无休止的压力、精力迟迟不能恢复、情绪失调、慢性健康状况的恶化……糟糕的呼吸方式会在生活的各个方面影响你的表现。[2]

你本应该表现得更好。

一个关于两次呼吸的故事

我们很多人认为肺在呼吸中扮演着最重要的角色，但实际上膈肌才是主角。这时候多数人就会问："什么是膈肌？"这个问题问得好。膈肌是一块位于肺下方的穹隆状的肌肉。它的主要功能是驱动呼吸。当你吸气时，膈肌要收缩，迫使肺部扩张，吸入空气。当你呼气时，膈肌要放松，让肺部回到静止状态。然后整个过程重新开始。

这就是所谓的膈肌呼吸（也叫腹式呼吸或佛式呼吸），这就是身体自然运作的方式。需要证明吗？看一个婴儿躺着睡一两分钟。他的肚子做了所有的工作，像一个柔软的气球一样，一呼一吸。当然，他的肺还在工作，但它不会真的上下移动。他可能还不会走路或说话，但他知道要用腹式呼吸（身边没有婴儿？看看狗或猫——它们也知道正确的呼吸方式）。

但大多数成年人已经固化了自己的呼吸模式，而不去挖掘膈肌的巨大力量。[3] 我们主要靠胸式呼吸，我们的精神和身体健康因此而受到影响。

这个问题从孩提时代就开始了，我们醒着的大部分时间都坐在学校的桌子后面。做出没精打采的姿势是不可避免的，这种 C 形的姿势会导致肩膀和肋骨前倾，下背部收缩，使膈肌难以上下运动。当我们使用电子产品时，同样的现象也会发生——其实可能程度更严重。智能手机、平板电脑、台式电脑和笔记本电脑……这些发明帮助社会飞速发展，但也将我们的注意力向前和向下吸引，无论我们是眯着眼睛看电脑上的小字，还是漫不经心地在手机上浏览社交媒体，我们上半身的姿势轮廓会变圆，膈肌也无法发挥其作用。

作为身体对这种状况的回应，我们学会了用胸部呼吸。下次你在咖啡馆的时候，看看周围。你会看到顾客弯着腰，盯着屏幕，肚子一动不动，胸口一起一伏。这告诉你，他们不仅呼吸效率低下，而且他们的身体处在一种以焦虑和过度警觉为特征的交感神经支配的生存模式中，这两者都不是必需的，对他们复习医学院考试、写会前备忘录都没有好处，而且无论人们一开始去咖啡馆要做什么，这两种情绪对他们都没有好处。

值得注意的是，下肺部充满了副交感神经感受器，当腹式呼吸刺激这些神经感受器时，有助于将平静的感觉传遍全身和大脑。当你进行胸式呼吸的时候，那些迷人的下肺感受器不会被触发，而用胸部呼吸对触发位于肺上部的交感神经受体有显著作用。结果，你的战或逃反应会在不必要的时候启动——有时可能整整一周都处于启动状态。你会感到压力、焦虑、疲倦和紧张不安，同时增加罹患一系列慢性疾病的风险，包括心脏病、抑郁症、癌症等。

为什么你的呼吸方式很重要

含氧血液是你的生命力——你身体的每一个细胞都需要它来运转。每次吸气都将充满能量的含氧血液输送到你的大脑、器官和肌肉。当你忽略了你的膈肌，只用胸部呼吸时，你全身数万亿的微小细胞确实能获得足够的氧气来运转。但你不只是想让它们正常工作，对吧？

你想要焕发活力。

在腹式呼吸中，有一个叫作全氧交换（full oxygen exchange）的动态过程。这个过程非常关键，一方面，它能让你一整天都精力充沛、保持头脑清醒。

另一方面，憋气会限制肺部的活动，从而中断赋予生命和活力的氧气的流动。

这种呼吸方法的关键在于两个部分，当你应用它们时，会产生真正惊人的结果。

第一部分：轻柔缓慢地吸气

当你用腹式呼吸时，你实际上是在强迫你的肺吸入更多的空气。这就优化了通过血液输送到肌肉和器官（包括心脏和大脑）的氧气的量。

但这还不是全部。

第二部分：时间更长的缓慢呼气

为了让滋养生命的氧气到达它需要去的地方，你需要二氧化碳的帮助。你可能还记得中学生物课上讲过的，当你吸入氧气时，它可以帮助你的细胞产生能量，副产物是二氧化碳。一些二氧化碳必须被呼出，但你的身体实际上需要一些二氧化碳来帮助将氧气输送到全身。

完美呼吸的关键是慢下来。许多刚开始用腹式呼吸的人往往会吸入大量空气，然后很快地呼出，因为他们的身体还不习惯这种新的呼吸方式。[4] 但是，呼气过快会导致你排出过多的二氧化碳。如果你失去了太多的二氧化碳，宝贵的氧气就无法到达它需要去的地方。（这被称为过度呼吸，它不仅会阻碍 30% ～ 60% 的氧气输送到大脑，还会加剧焦虑、愤怒或疼痛感。[5]）放慢速度，以充分利用你呼气的力量。

稍微张开嘴呼吸是放慢速度的一种简单方法。想象一下你对着一匙热汤吹气，你就会明白我的意思了。

用腹式呼吸，你将学会一种新的呼吸方式，不仅能在每次吸气时刺激所有那些处于平静状态的下肺部的副交感神经感受器，而且可以在呼气时达到氧气和二氧化碳的理想比例。

深呼吸

我的大部分客户（从运动员到企业高管）在他们的共振频率下练习腹式呼吸约 2 个月后，身体耐力得到了提高。一名参加美国职业高尔夫球协会（PGA）巡回赛的高尔夫球手说，他的耐力增加了。职场人士发现，他们在下午精力变差的情况越来越少。

几名运动员（包括奥运会运动员和 NBA 球员）向我报告说，他们的精力在心率变异性训练的第 7 周左右开始增加，我听完报告后开始研究原因。我找到了著名的俄罗斯科学家叶夫根尼·瓦西洛，他首先发现了个人的共振频率呼吸对心血管的益处。瓦西洛博士认为，通过口腔以共振频率呼吸，再加上腹式呼吸，会产生一种"二次呼吸"效应。结果是，以前缺氧的肌肉现在被氧气重新充满。其效果是，在这些客户之前感到疲劳的时候，现在会有一种精力充沛的感觉。

我亲身体验了这种呼吸方式给身体耐力带来的好处。多年来，我一直是一个狂热的 3 千米跑步者。经过 7 周的共振呼吸和腹式呼吸训练，我有了前所未有的耐力增加体验。我在 3 千米处不再感到疲劳。我的肌肉和身体有了更强的耐力。在第 12 周的呼吸练习之后，我报名参加并完成了我的第一次 10 千米比赛。

呼吸练习 3：腹式呼吸

准备试试腹式呼吸吗？做好心理准备开始放慢速度了吗？我们现在就开始吧。

第一步：先坐在一把舒适的椅子上。把一只手放在你的腹部。正常呼吸，就像你躺在最喜欢的扶手椅上，听着舒缓的音乐一样。当你吸气和呼气时，你的手会发生什么变化？对大多数人来说，他们的手或多或少会保持不动。那是因为现代生活已经让我们远离了腹式呼吸。

把一只手放在腹部，另一只手放在胸部。呼吸要慢一些，均匀一些。你胸部上的手是在起伏，还是在上下移动？如果是后者的话，虽然并不只有你会这样，但是你的呼吸方式不是最优的。你的目标是把呼吸的情况反过来：你想要腹部运动而胸部保持差不多静止的状态。我知道这听起来违背直觉——"你想让我呼吸时胸部保持静止？"没错，这正是我到目前为止讨论的所有原因要达到的目标。请记住：你的膈肌是你的主要呼吸肌肉，它就在你的腹部。

第二步：集中精力慢慢地用鼻子吸气，让你的腹部慢慢上下起伏，手要贴上去。让腹部呼吸——要真的让腹部活动。你的手现在应该轻轻地压在你的胃的位置上。有些人会对在锻炼过程中让腹部放松和扩张感到难为情，但你应该坚持下去，真正让腹部放松。放在胸前的手应该保持不动。

第三步：通过微微张开的嘴慢慢呼气。当你呼气时，轻轻地收缩腹部肌肉，让它们向后移动到你的脊柱。你不需要像想要显露六块腹肌那样积极地伸展你的肌肉，只需要让你的腹部平稳地呼吸。

像这样再呼吸几次。当你用鼻子吸气时，会感到放在腹部上的手远离脊椎的方向；当你用嘴释放空气时，会感到手移向脊椎的方向。同时，放在你胸部上的手尽可能保持静止。

接下来，放下本书，继续将一只手放在胸部，另一只手放在腹部呼吸 5 分钟。你的腹部应该在每次吸气时轻轻膨胀，然后在呼气时向脊柱方向收缩。你只需要用手来告诉自己是否在呼吸，以最大化你的能量。

腹式呼吸

许多女性在她们的外套里面穿紧身内衣、紧身裤袜，目的是抚平腹部。（因为有了"啤酒肚"或"爸爸肚"这样的标签，男性可能也会感到同样的压力。）这样你的腹部可能看起来更平坦，但你的呼吸可能会在这个过程中受到影响——这些服装是现代的紧身衣！腹部和膈肌被不自然地向内推，阻碍了呼吸。为了达到最好的效果，我建议你不要穿任何收紧腹部的衣服。

呼吸大师的诞生

以改善健康为目标而控制自己呼吸的技术已经存在了数千年。腹式呼吸长期以来一直是东方医学的支柱。腹式呼吸法在冥想和瑜伽中非常重要，在瑜伽中它被称为调息法（pranayama）。腹式呼吸法在 1975 年一本名为《放松反应》（*The Relaxation Response*）的书出版后成为西方主流呼吸法。这本书是第一本提出人体有能力通过结合缓慢的深呼吸来降低肌肉紧张度，以及通过冥想来引出大规模的放松反应——与战或逃现象相反。它是由赫伯特·本森博士写的，他现在是哈佛医学院著名的身心医学教授，当时他是一名年轻的心脏病学家，他提出"这样的身心联系可能存在"的观点遭到了他的哈佛医学院同事的质疑。[6]

本森博士的书一出版就大受欢迎——在几周内，它就登上了《纽约时报》畅销书排行榜的榜首，也成了催生更多关于深呼吸的研究和兴趣的催化剂。[7]

有什么问题吗

"我每天需要在同一时间呼吸才能让这个训练奏效吗?"

不，你不需要。如果你是一个早起的人，你可以在醒来后练习。如果你的一天都很忙碌，但在下午 6 点左右你会暂停下来，那就试试吧。如果你经常发现自己躺在床上，由于漫长而忙碌的一天变得疲惫不堪，也许睡觉时间是你最佳的第二个练习时间。很多人会尝试各种时间段，找到一个很好的时间，最终选择每天在差不多相同的时间呼吸。

关于呼吸训练的时间安排最关键的一点是为你的练习留出时间。你可能想在你的手机上预约时间来帮助你持续进行呼吸训练。几周内，你的身体会开始期待这些练习。经过几周的练习，你的身体会开始提示你呼吸的时间到了，而不必在手机上设置提醒。

保持练习，你很快就会成为腹式呼吸的专家！

"我可以边开车边练习吗？"

不行，这种有节奏的呼吸会让一些人昏昏欲睡。不要在开车的时候进行每天两次、每次 20 分钟的呼吸练习。

你是否感到压力在瓦解你的镇定的情绪，但你却不知道如何阻止它

伊丽莎白是一个母亲，她在观看体操运动员儿子比赛时，感受到了无比的压力，这使她很不舒服。她是在儿子入学考试期间来找我的。如果她的儿子在接下来的几个月表现良好，很可能会获得体育奖学金，这一次的重要性比以往要高，伊丽莎白在他每场比赛之前和比赛期间的感觉都在逐渐变差。她的心会怦怦直跳，她的呼吸变得急促不适，在体育馆的看台上，她感觉自己好像就要惊恐发作了。

我们谈到了腹式呼吸，我解释说，她可以使用这个方法来帮助她在儿子比赛前和比赛中保持平静。首先，我让她在她儿子参加体操比赛前的几个小时特别注意她自己的呼吸。她是从胸部呼吸还是腹式呼吸？当她告诉我的时

候，她说她震惊地意识到自己一直在短促而快速地呼吸，而呼吸动作完全靠胸部。

伊丽莎白开始在办公室、家里和路上练习腹式呼吸，提醒自己在感到焦虑的时候将注意力转移到腹部的呼吸运动上。她越来越熟练地注意到焦虑的细微升高，然后转向深入的腹式呼吸。大约一个月后，她发现自己能够坐下来享受观看儿子的比赛，专注于他动作的力量和运动能力，而不是担心会看到他严重的错误。伊丽莎白就这样找到了自己的最佳心态。"以前，我总是关注儿子输掉比赛的可能性。当我在我的腹部留出空间来深呼吸时，我感觉自己的身体和心脏都是开放的，我对自己的思想也有了更好的控制。我不再处于恐惧的状态。"

你会体验到什么

腹式呼吸可能会让你感觉不自然，至少一开始是这样。对科技的痴迷和希望拥有平坦的腹部的文化已经让我们习惯于用胸部呼吸。我们因压抑强烈的情感而得到奖赏——人们期望女孩和女人控制愤怒，男孩和男人被告诫不要哭泣。当我们忍住眼泪，抑制愤怒，或试图在痛苦的环境中默默忍受时，我们也会不规律地呼吸，或者屏住呼吸。

本周，你可能会在呼吸时体验到心灵的平静——这是一个奇妙的迹象，表明你的大脑正在获得所需的氧气，以产生能量，从而获得最佳的健康和表现。在接下来的9周里，通过坚持不懈的练习，你会在心中建立肌肉记忆，这将促使你在有压力的时候自行进行腹式呼吸。我的客户不断地训练他们的身体进行腹式呼吸，这样他们就能在压力和挑战的关键时刻使大脑和身体潜能得到充分利用。用鼻子吸气时鼓起腹部，张开嘴呼气时收缩腹部，这已成为你的习惯，就像你每天都会随身携带手机或钥匙一样。每次你需要调整的时候，可以利用腹式呼吸的力量，迅速把自己带回"那个空间"。在那里你是头脑清晰、意识集中的，准备好了征服下一个挑战。

永远不要忘记，呼吸方式可以直接提高你的能量水平，提高你的脑力，并有可能触及你的身体和情感健康的每一个方面。这种方法就是那么好。

用腹式呼吸来关闭你忙碌的大脑

当我们感到忧虑或陷入紧张思维的循环时，我们中的许多人倾向于保持原来的呼吸模式——用胸部呼吸，屏住呼吸，甚至喘气。这是人类对紧张、焦虑、恐惧、愤怒和烦恼等消极情绪的常见反应。

在一天中，你可以利用新呼吸技巧来协助打破这些消极或紧张的想法。当你吸气和呼气时，轻轻地将你的注意力从这些想法转移到腹部的运动上。无论是在杂货店排着令人沮丧的长队还是在堵车，或是在准备会见一名潜在的大客户，又或是在比赛前等待起跑哨声响起，你都要承认你所感受到的忧虑，并专注于改变你的呼吸。

这并不意味着你要拒绝关注你的忧虑。你完全有权利对长长的队伍感到恼火，或者对重要的会议感到紧张。但是，与其让它们消耗你的身体和精神能量，不如在当下进行纠正，并利用你的呼吸来帮助改善你的态度和反应。试着后退一步，使你注意到自己的想法，给它们贴上"焦虑""愤怒"或"头脑飞速运转"的标签来承认你有这些想法。这将让你开始摆脱它们。

慢慢地，试着完全回到空气在身体中进出的感觉里。要关注你的腹部运动。当你吸气时，你的腹部向外扩张的感觉如何？再用力吸一点，现在呼出来。呼出时是什么感觉？注意你的肚脐以及它在呼气时引导你的腹部向内的方式。看看你能否注意到腹部的所有肌肉都在收缩。慢慢地，将注意力重新集中在腹部的运动上。你是在一种简单和开放的氛围中锻炼你的大脑。这样做的目的是在你的消极想法之间创造空间，让你的思绪可以在更长的时间里保持平静的状态。

要坚持这样做是很有挑战性的。这需要不断地用心练习来使你的身体发生改变。通过这样的练习，你的身体会开始享受这种感觉，以至于当它预测消极想法会出现时，会自动切换到腹式呼吸模式。在这 10 周里，你会锻炼你的大脑、心脏和身体，使它们的表现达到最佳水平。

体验区别

现在你对腹式呼吸和它所创造的愉悦感觉更加熟悉了，我想让你回顾一下你在开始本章之前的呼吸方式。我将带领你做一个练习，让你清楚地感受胸式呼吸给你的身体带来的真正感觉，以及它所引起的不舒服的感觉。这样做通常会对人们产生足够强烈的影响，使他们迅速开始意识到自己的呼吸，并转向腹式呼吸。

这项练习基于我的同事兼好友埃里克·佩珀（Erik Peper）

博士所做的一项极其简单却有效的研究，他是旧金山州立大学整体健康学教授，也是生物反馈领域的先驱。[8]

这项练习的目的是显示不良呼吸的后果。佩珀博士和另一名研究人员让 35 名志愿者进行慢腹式呼吸训练。然后志愿者们被要求控制自己的呼吸，每呼气一次只呼出约 70% 的空气。在这种低水平呼吸仅 30 秒后，几乎每个被试都报告出现了不愉快的症状，包括焦虑、头晕眼花、颈部和肩部紧张。恢复缓慢的腹式呼吸可以减轻这些症状，压力水平也会恢复正常。

试一试：做几次正常的呼吸，然后改变你的呼吸模式，使你呼出的空气只有之前吸入的空气的 70%（想象一下每次呼气时，肺部只有 3/4 的空气流出来，可能会更容易一些）。如果你因为感到头晕而需要停下来，那就一定要停下来。这样做 30 秒后，你可能会感觉不太好，这正是问题的关键。

本章中的每一项练习都是为了实时向你展示腹式呼吸能让你感觉有多么好。通过不断练习，你会不断提高心率变异性，更好地控制情绪。

夜间的策略

修女和安稳的睡眠有什么关系？出乎意料的是，有很大的关系！奥地利萨尔茨堡大学和加州大学的研究人员开始研究日间心率变异性是否与健康睡眠有关。[9]研究人员对 29 名健康女性进行了为期 11 天的监测，包括用各种大脑和心脏监测设备评估她们的睡眠质量。为了得到每个人的准确基线心率变异性，被试观看了一部关于修女日常生活的电影——内容没有任何立场，是平静、无压力的睡前电影的最佳选择。

结果呢？白天心率变异性较高的被试入睡所需时间较少，夜间醒来次数较少，并且她们的睡眠比白天心率变异性较低的被试感觉更安稳。

就像身体的其他部位一样，你的心脏也需要休息才能有最佳的表现。与经常每晚睡 7 小时的人相比，睡眠时间少 1 小时的人死亡（任何原因的死亡）和患心血管疾病的风险增加 6%，中风的风险增加 5%。[10] 不管你有多健康，一个晚上的糟糕睡眠都足以使你的血压升高。[11] 事实上，在一项研究中，医院报告说，在春季切换到夏令时（我们"向前"并失去 1 小时睡眠时间）之后的第一个星期一，心脏病发作的病人增加了 24%。[12] 同样是这些医院，在秋季时间调整后的第一个星期二（即我们"后退"并增加 1 小时睡眠时间），心脏病发作病例减少了 21%。

可能的原因包括睡眠不佳会导致关键蛋白质和激素水平的变化，比如 C- 反应蛋白 [13] 和睾酮 [14]，它们对心脏健康有直接和间接的影响。

老实说，我们大多数人并不是偶尔缺少一夜的安稳睡眠，我们经常舍不得睡，这使我们的长期睡眠不足达到了慢性疲劳的程度。一项又一项研究表明，这种习惯性的、不理想的睡眠与主要的交感神经系统有关。这就是为什么我希望你认真改善睡眠卫生。深度睡眠会增加心率变异性，而睡眠不足或睡眠中断是心率变异性下降的主要原因。

获得最佳睡眠的小贴士

打造洞穴般的房间效果。如果你在酒店的房间里睡个好觉，那就得感谢遮光窗帘，它能把阳光最充足的房间变得像洞穴一样。光向我们的大脑发出"该醒了"的信号——这就是为什么你可能听说一起床马上拉开窗帘是个好主意。但夜晚的光会破坏睡眠。如果外面的光线渗入你的卧室，那你就要买一些遮光窗帘。确保窗帘大到足以覆盖你窗户上的所有玻璃，最好能延伸到窗框上。

不要用电子产品。你的智能手机是否就放在床头柜上，离你的脸只有几厘米？你得找个更好的助眠工具。把电子产品放在这么近的地方，你会忍不住在床上查看电子邮件、社交媒体，甚至股票价格。这不仅让你的大脑在应该休息的时候保持活跃，而且手机、笔记本电脑和平板电脑发出的蓝光已被证明会通过延迟或阻止褪黑激素的释放来干扰睡眠模式，而这对大脑的自然睡前机制特别具有破坏性，会让你更难进入睡眠状态。如果你一定要用手机闹钟，请将手机放在房间另一头，屏幕朝下。更好的办法是，购买一个电子钟，把它放到离你远一点的地方，或者用布盖住它（对很多人来说，看到发光的数字和逐渐流逝的时间会产生更大的压力），然后把手机放在另一个房间里。记住只把床用在睡觉和阅读上。使你的大脑保持清醒和敏锐的活动（如打电话、制作 PowerPoint 演示文稿，或在网上买东西）都不是应该在床上做的。

保持凉爽。睡觉时把空调温度设置在 15 ～ 19 摄氏度之间。[15]
这是已知的优化睡眠的温度范围。如果感觉太冷而无法入睡，可以将空调设定为在你平常睡觉后一小时降温，并在你醒来之前升温。

准备好你需要的入睡物品。许多制造商出售用高性能、吸汗材料制成的床单和睡衣，类似于你可能在运动装备上找到的材质。对于睡觉时感觉很热的人来说，这是不错的选择。怕热的睡眠者应该考虑使用具有冷却技术的床垫或床褥。用泡沫或其他材料制成的床垫会聚集身体的热量，导致夜间出汗。

跳过下午茶。在午后和傍晚摄入咖啡因会让你深夜无法入睡，只能死死地盯着天花板。这是因为咖啡因会模仿一种叫作腺苷的大脑化合物，告诉你的大脑是时候清醒了。[16]大量的咖啡因（相当于3杯以上咖啡的量）也会降低心率变异性。[17]

摄入镁或褪黑素。镁是一种具有镇定和放松肌肉特性的矿物质。[18]褪黑素是一种由身体产生的激素，帮助控制睡眠－觉醒周期。[19]摄入这两种物质都可以帮助你入睡或保持睡眠状态。你在开始服用任何补充剂或助眠剂之前，一定要与医生讨论。

不要太晚锻炼。有规律的体育锻炼是提高睡眠质量的神奇工具，但不要在睡前锻炼。运动会降低心率变异性，你需要在上床睡觉前给心率恢复的时间。如果可能的话，将锻炼时间安排在白天或最迟在睡前3小时。

优化策略：提高睡眠质量

床上腹式呼吸

如果在坐着的时候练习腹式呼吸对你来说很困难或者太陌生，你可以尝试躺着练习。我的许多客户都说，在最初的几天里，以水平姿势练习时，他们感觉更舒服。

第一步：平躺在床上，膝盖弯曲，头枕在枕头上；你可以在床上、地板上或瑜伽垫上进行。在你的双腿下面再塞一个枕头，让下背部更舒适。将一只手放在心脏正上方的胸部，另一只手放在腹部。这会让你在呼吸时专注于腹部上下运动和胸部保持静止的感觉。

第二步：用鼻子慢慢地吸气，让你的肚子贴着你的手鼓起来。让肚子往上鼓，真正让它鼓起来。你的肚子现在正贴着你的手慢慢地鼓起来。胸前的手尽量保持不动。

第三步：当你通过噘嘴或微微张开的嘴唇呼气时，轻轻地收缩你的腹部肌肉，使其向脊柱方向下降。把手放在你的上胸部尽可能保持静止。

重复 5 分钟。用这段时间来习惯用鼻子吸气时腹部膨胀、用嘴呼气时腹部收缩的感觉。

大约一周后，你应该会感觉腹式呼吸轻松一点。

有什么问题吗

“为什么一轮结束后这么困?”

在完成呼吸练习后，你可能会感到有点疲倦。这是因为我们仍然只专注于降低交感神经系统的活跃度，而没有努力增强副交感神经系统。你的交感神经系统是使你感到高度警惕的原因，所以当你开始通过掌握共振呼吸和腹式呼吸来减缓它的活跃度时，你可能会感到兴奋度较一开始有所降低。

不要担心，到第 4 周，你的副交感神经系统将开始有明显改善。不仅练习后的困倦会消失，而且在接下来的几周内会被充沛的精力所取代。你的神经系统变得更协调，你的制动系统就会变得更强，你就会感到更神清气爽、充满活力。

改变生活的方式——腹式呼吸可以提高健康水平

免疫和衰老

南卡罗来纳医科大学的研究表明，仅仅 20 分钟的特定类型的深呼吸足以增加唾液分泌。[20] 这听起来可能并不令人兴奋，但唾液中含有各种各样的微观物质，从与病毒和细菌结合并使其失效的蛋白质，到帮助阻止正常细胞癌变的肿瘤抑制基因。与单纯阅读 20 分钟的参与者相比，进行深呼吸练习的参与者唾液中炎症标志物的水平显著降低，唾液中神经生长因子（nerve growth factor，NGF）的含量也有所增加。唾液中的神经生长因子具有强大的愈合能力——口腔伤口愈合速度比身体伤口快的原因是，口腔伤口被唾液中的神经生长因子覆盖了。[21] 神经生长因子还会被传送到大脑，它可能有延缓脑部衰老的效果，还可能预防阿尔茨海默病。[22]

更加专注

容易分心？深呼吸可以让你回到正轨。有很多办法可以做到专注——这里只是其中的几种。

- 在紧张的时候，我们的大脑会分泌去甲肾上腺素。这种激素会加速心率，使血压升高，这是因为身体认为它需要为战或逃反应做准备。在注意力高度集中、好奇或充满激情的时候，去甲肾上腺素也会释放，尽管量不同，但也会促进大脑中新连接的生长。圣三一大学的神经科学研究所（Trinity College Institute of Neuroscience）和全球大脑健康研究所（Global Brain Health Institute）的研究人员发现，缓慢、有控制的深呼吸有助于大脑锁定去甲肾上腺素作用的"最佳部位"，让人的注意力高度集中。[23]

- 当哈佛大学、耶鲁大学和麻省理工学院的研究人员对有经验的冥想者的大脑进行扫描时，他们发现这些人的大脑皮质或灰质中与专注力和注意有关的区域厚度高于一般人水平。皮质厚度的增加暗示着对某一领域的熟练程度。双语者的大脑的语言相关区域的皮质较厚，职业音乐家的大脑的音乐相关区域的皮质较厚。虽然这一章讲的不是冥想，而是腹式呼吸，但这项研究的耐人寻味之处在于，呼吸频率被用来确定被试的冥想深度——呼吸频率越慢，被试的冥想深度越深，而且他们的灰质增加得越明显。考虑到我们的大脑皮质会随着年龄的增长而自然变薄，这一发现非常有前景，而研究人员注意到，老年研究对象的大脑皮质增厚现象更为明显。[24]

减少肠易激综合征的症状

肠易激综合征是美国最常见的胃肠疾病，影响了超过10%的人口，患者会出现腹痛、胀气、腹胀、便秘和腹泻等症状。[25]几乎所有患这种慢性腹部不适的人都倾向于一直绷紧腹部，就像在保护自己不受打击一样——这是浅层胸式呼吸的做法。[26]腹式呼吸会产生一种胃肠能感受到的温和的按摩作用，有助于缓解疼痛、便秘等症状。而胸式呼吸对腹部有问题的人尤其不利。[27]

一篇发表在《生物反馈》（*Biofeedback*）杂志上的病例报告详细描述了一名患有严重肠易激综合征的21岁女性的经历。[28]她在十几岁的时候被诊断出患有抑郁症和厌食症。医生告诉她这是无法治愈的。有一天，她躺在医院的病床上看手机，偶然发现了一个叫作"腹式呼吸"的链接。她立即试了试。研究人员写道："在练习时，她能感觉到自己的胃和腹部变得越来越暖和。"这表明她正在从战或逃反应模式转变为"休息与消化"模式，全身的血液流动增加。她喜极而泣，这是她多年来第一次没有感到痛苦。作者报告说，这名患者最终在持续的练习下，肠易激综合征症状几乎消失。

第2周行动计划

1. 每天练习共振呼吸两次，每次20分钟。如果你正在努力坚持20分钟的呼吸练习，那就再增加5分钟的呼吸练习，不管现在的练习时间是多少。你能做到！把注意力集中在它给身体带来的好处上：你是在为一项终身技能投资，建立一种管理压力的反射反应，给你的身体一个它很快就会渴求的工具。

2. 每次练习的最后 5 分钟，将一只手放在心脏上，另一只手放在腹部。

3. 如果你发现你的想法让你心烦意乱，不妨想一想"那些只是想法"，然后继续关注腹部的感觉。也就是说，看看你能否承认出现在你脑海中的想法，但不要去细想，然后把注意力放回到腹部上。

4. 试着记住你在白天的呼吸模式。一天中，你可以通过将注意力轻轻转移到腹部来驱散消极或紧张的想法。这样做的目的是让你的思绪平静下来，让这种状态持续的时间越来越长。腹式呼吸不像刷牙——这不是一个一天只做两次就算结束的任务。你需要在一天中抽出时间来检查，看看进展情况。

5. 按照你已经建立的规律作息来保证高质量的睡眠。有一个简单的方法可以衡量你是否成功：在一天中或结束时，你是否感到精力充沛？如果是，那就是因为你用更深、更高效的睡眠给自己充电了。

Heart Breath Mind

第 6 章

第 3 周：释放你的压力，
扩大你的情绪范围

经过 8 年的医学院和整形外科的专门训练，马克正处于住院实习期的最后一年。他已经被一家备受推崇的集团诊所聘用，并期待着有机会帮助受伤的运动员康复并重返赛场。

然而，就在他住院实习期的最后 6 个月，他在进行手术时，左手突然出现了无法解释的震颤。马克是个左撇子。医学检查排除了所有恶性疾病。这是压力在做它最喜欢做的事：影响你的表现。

马克来找我探讨他颤抖的原因，希望能找到治疗方法。他说，随着他接近完成住院实习期的工作，他对自己的专业能力感到焦虑，自我怀疑程度不断升级。靠深呼吸技巧（就像那些瑜伽和冥想的核心技巧一样）能帮助他放松，但是他进入手术室后，沉着冷静的感觉就消失了。尽管马克在学术和临床上都有很好的记录，但压力却让他无数小时的练习付之东流。

马克的经历是典型的例子，说明压力对身体和精神方面的影响是很大的。到目前为止，我希望你们明白，为什么我们必须从认知上处理压力转变为从生理上处理压力。以认知的方式处理压力（试着不去想它）是不够的。无论马克多少次告诉自己，说自己是优秀的外科医生，或者提醒自己马上要因为优秀的手术技术而获得聘用，都压制不住他的交感神经系统凌驾于大脑之上的能力。无论你做什么或不想做什么，压力都会让你的身体进入战或逃反应的状态。这就是为什么反复念经以及认知重构可以奏效，但通常只能在短期内奏效，它们不会在你的生理上留下持久的印记。

如果你的大脑做每件事都很完美，但你的身体却不配合，你会感到有压力。

通过学习识别和引导身体的压力反应，你就有能力管理自己的想法，它一定是按这个顺序出现的。这是第3周的重点：教会身体如何释放压力。我将帮助你学习如何训练你的心脏，让那些妨碍健康和最佳表现的情绪消失。

放下情绪？这比听起来难

我们很多人一生都在焦虑、愤怒和消极情绪中度过，不断地为即将到来的事情做准备。创伤或压力引发的事件——不管是像亲人去世那样的重大事件，还是像高中时与恋人分手那样不那么重要的事件——都会造成生理上的困顿，变成我们生活的一部分，让负能量在实际的创伤过去很久之后仍旧挥之不去。

放下情绪是一种必须培养的技能。训练我们自己放下过去的伤痛和失望，是突破身体、情感或职业障碍的关键一步。扩大情绪范围，让你能够以一种全新的心态体验生活。当我们不放下情绪，消极情绪就会在我们的交感神经系统中加深，把我们锁在一个压力循环中。放下情绪并不代表要忘记过去，这意味着你允许身体完全处理与消极情绪和经历有关的压力反应，然后释放它。

这周你将学习如何在你的呼吸能力上增加另一项技能：在细胞层面上教会心脏如何释放压力。这样的组合练习会教会你的身体一种新的肌肉模式。经常练习时，这种肌肉模式会增强，增加你的复原力和快速有效释放压力的能力。如果之前的恐惧让你无法表达自己的情绪，那么你会发现在经过一段时间的练习后，自己变得不那么戒备了。在人际关系层面上，你现在可能会觉得与周围的人有更多的接触，开始与家人、朋友和同事有更深入的联系。副交感神经制动系统的加强使你能够扩大情感范围，与你的伴侣、朋友、家人，甚至同事建立起更加信任的联系。

识别每天的压力源

你的第一步是找出生活中反复出现的三种压力源。（使用书后的训练监测笔记。）大多数人无法说出这些，但如果你需要一点灵感，这里有一些经常出现在我的客户身上的例子。

- ◆ 时间压力
- ◆ 养育或照顾压力
- ◆ 工作压力
- ◆ 与合作伙伴或者配偶之间的冲突
- ◆ 经济压力
- ◆ 个人或家庭健康问题

说出压力源后，我想让你挑一个在日常生活中给你带来最大困扰的东西。不要想得太复杂，首先进入你脑海的通常是给你的身心带来最大压力的，也是让你的心脏承受最大压力的内容。

拥抱你的压力

我的下一个要求可能会让你吃惊。我希望你能感受到那种加重你压力的感觉：当你结束一个紧张的会议，但在另一个会议开始前只有 5 分钟时间恢复时，那种挥之不去的沮丧感。当老板要求你对棘手的工作情况给出诚实的反馈时，你内心产生的焦虑：他们会怎么看我？当我们准备在公共场合发表演讲或进行展示时，焦虑感会困扰我们中的很多人。自我怀疑会让你跑不出最好的成绩（如果你很有竞争力的话），或者让你根本跑不动（如果你刚刚开始）。乍一看，这似乎有悖常理，但你需要体验它——直面并拥抱消极情绪——以便完全释放它。这种与日常或反复的压力相联系的行为是一种有意识的练习，将是你这周在家训练的一个关键点。

这个练习应该可以成功地将你的压力诱因——那些引起强烈反

应，使你的交感神经系统进入（或陷入）战或逃反应模式的诱因引出来，这样你就可以开始识别并实时管理它们。告诉我，你是否注意到以下任何常见的生理反应？

◆ 心率增加
◆ 胸式呼吸
◆ 脑子一团糟
◆ 身上出汗或手出汗
◆ 手臂、肩膀、脖子、背部、腿部或面部肌肉紧张

通过练习，你将学会辨别当你遇到最令人沮丧的压力源时，你的身体是什么感觉。这对于这个过程的下一步是至关重要的，它会将这些破坏性的感受和感觉整合到呼吸中，作为释放的手段。

呼吸练习 4：
通过共振频率呼吸释放情绪

就像前几周让你在吸气和呼气时专注于特定的目标（吸气时数到 4，呼气时数到 6；注意你的腹部吸气时隆起，呼气时收缩）一样，第 3 周也有一个吸气和呼气的部分。

我们的目标是在你的呼吸频率下锻炼你在吸气时感受到压力源，在呼气时释放压力源的能力。

当你慢慢吸气时，你要想象压力源，并试图在你的身体内重现它的情绪影响——不安、焦虑、沮丧。你乘坐的地铁晚点了，你在

上下班路上疯狂地想给同事发短信通知他们，但没成功。当你吸气时，感受这种烦躁的情绪。和它产生联系，试着回忆一下你有多恼火、无助和紧张。

呼气的时候呢？让它去吧。释放沮丧感。呼气时，感觉沮丧感从你的口腔里逸出，就像你打开开水壶盖子时水汽逸出一样。

假设你最近遭遇了 45 分钟的交通堵塞。你一直在屏住呼吸，绷紧下巴和腹部，紧紧地握住方向盘，甚至你也许会大喊大叫或大声咒骂。我们都有过这样的经历。当你终于从交通堵塞中走出来，到达目的地之后，可以给自己一些时间来恢复和放松。看看你能不能花几分钟尝试着把交通堵塞产生的压力通过呼吸带走。

在心理上把自己带回堵车的地方，当你吸气时，体验一下紧张的憋气和全身肌肉紧绷的感觉。然后，当你呼气时，从身体中释放这种压力。

这是你体内正在发生的事情：你正在教会你的心脏感受压力，并让它消失。如果你连接上我的生物反馈设备，你会看到你的心率在吸气时加快，在呼气时减慢，幅度大致相同。每次呼吸，你的身体都会回到之前的状态。这是感觉情绪和放下情绪的生理效应（physiological effect）。

与此形成对比的是，如果你是一个长期处于紧张状态的客户，与我的设备连接，呼吸正常，也没有刻意地重现压力，会是什么样子。吸气时，你的心率可能会加快，但呼气时，你的心率只会减慢一小部分。在某些情况下，你可能会在吸气到最大限度时卡住，停滞而不是减速。这是不完全的呼吸，会让战或逃反应的刹车效果无法出现。

你正在教你的心脏采用一种新的肌肉节奏，它可以在呼气时减速，就像在吸气时加速一样迅速和明显。我们习惯了只是去感觉、感觉、感觉，但我们不会释放这些感觉。因此，我们的自主神经系统进入了一种不平衡的状态。第3周是你培养深入感受的能力，然后释放这些感觉的时候。

你可能想知道，有意识地关注消极情绪是否会让你在身体上感受到它的影响，从而产生更多的压力。我向你保证，我们不是在制造压力，而是在挖掘压力。消极情绪一直在你心里，就像你希望获得的其他情绪一样始终都在。利用吸气时的压力感和呼气时的释放感来锻炼心脏，同时为压力反射提供慢性刺激，这样在不需要有意识地激活它的情况下迅速恢复到基线状态会变成你的常规反应。

我真的相信，学习如何去感受和释放是一项至关重要的终身技能，就像学习如何阅读一样。它可以帮助你以一种全新的方式驾驭生活，让你的生活充满能量、激情、无畏，并让你发挥最佳表现。

继续在吸气时进入你选择的情绪，并在呼气时释放它。这是你在身体上训练自己释放情绪的方式。不断地吸入呼出，感受和释放。就像你锻炼身体上的肌肉一样，你需要重复数百次，才会像基本的吸气和呼气一样自然地接受压力并释放它。

你会体验到什么

当你熟练地掌握这些情绪并释放它们时，你就能够出现压力时利用这一技巧，通过呼吸消除可能阻碍你最佳表现的消极情绪。坚持练习这种技巧，你会在第3周的周末发现你的压力反应正在减弱。随着时间的推移，你会更迅速更容易地从消极的日常状况中恢复过来，并且不太容易让新的或意想不到的压力源进入你的心脏和神经系统。

还记得马克，那个双手颤抖的整形外科住院医生吗？在心率变异性训练的第3周，练习用呼吸消除颤抖，他现在认识到这是他内心自我批判的身体表现。他意识到这种颤抖代表了他对事业发展的焦虑。我们讨论了放下"大学"和"医学院"的自我，把自己想象成一个完全有资格的医生的重要性。在家练习时，马克想象自己在做手术，他的双手开始颤抖。他练习在吸气时与这种焦虑连接，在他想象自己的手稳定下来时，通过呼气将焦虑释放到周围的空气中。很快，他开始在手术间隙练习这项技巧。当他为下一个病例做准备时，他会有意识地与先前手术遗留下来的焦虑产生连接，然后通过呼气将焦虑释放出来。

除了提升释放压力的能力之外，你可能还会注意到情绪上的微妙改善——与同事、家人、朋友和队友的联系和接触增加，面对情绪的脆弱更加自如，同时整体的平静感也有所提高。

你最初可能会发现，进入一种情绪，然后如此迅速地释放，感觉有点奇怪。但是随着时间的推移和练习，这个过程会变得越来越容易，直到它成为你的第二天性。记住，坚持不懈的练习是培养这项技巧的唯一途径。你必须训练心脏肌肉释放压力，就像你训练手臂肌肉来完成网球发球一样。通过有规律的练习和反复练习，你的心脏将学会以更大的力量和速度释放压力，它会感觉更柔和、更开放、更自由。

这里有一些我的客户在第3周成功地重新创造和释放压力的其

他例子。

- ◆ 一名百老汇演员，每当他站在 3.5 米高的梯子上表演开场戏时，他的心脏就像在"翻筋斗"。在家里练习之后，他能够从梯子的顶端做几次第 3 周的呼吸练习，感受恐惧，即使有几百双眼睛盯着他，他也能让恐惧消失。
- ◆ 一名在全美各地大学面试职位的教授，如果觉得和面试官缺乏联系，就会汗流浃背。通过练习，他学会了如何发现出汗的端倪，然后开始呼吸以驱散对负面评价的恐惧。
- ◆ 一名十几岁的运动员，在比赛前身体会发冷，脸色也会发白。在掌握了这项呼吸技巧后，她学会了如何识别这些赛前焦虑症状，并在它们刚冒出来的时候就通过呼吸驱散。

记住：在被一些让我们失去平衡状态的事情（无论是片刻之前还是几十年前，无论是惊天动地的事还是平凡的事）搞得不知所措后，我们的神经系统需要重置。否则，负能量就会积攒在我们的身体里，让我们失去在不同强度的情绪状态之间轻松摆动的能力。当我们遇到一些事、人或东西，让我们想起之前未解决的经历时，这种积攒在体内的负能量就很容易被触发。

优化策略：
用"强大 10 秒"呼吸法

"强大 10 秒"呼吸法是一个你可以在任何时刻使用，调节你的兴奋度的工具，它能让你的兴奋度快速回到基线水平。你随时随地都可以使用它。我开发它的初衷是为了生活忙碌的人，许多人需要工具来帮助他们在发生压力后迅速复位。使用"强大10秒"呼吸法时，你要在吸气时感受到压力，在呼气时释放压力，连续呼吸10次。发生压力事件的时候，这项技术可以让你控制自主神经系统（也可以在压力发生后立即使用）。我的客户非常重视"强大10秒"呼吸法，因为它能帮助他们在压力接管情绪的时候有效地释放增加的紧张感。

对于外科医生马克来说，我们发现如果他能在手术室里重新将注意力集中到感受吸气时的压力和呼气时释放的感觉上，那么他的手的颤抖程度就会降低。这对马克来说是变革性的。随着时间的推移，他对自己缓解压力反应的能力越来越有信心；随着他自信心的增强，这种颤抖的严重程度会逐渐减弱，频率也会逐渐降低，然后慢慢消失。

压力会加速你的神经系统并损害你的表现吗

山姆是一位锋芒毕露的CEO，他的职业生涯致力于帮助世界顶级投资者创造更高的回报。他每天都要面对多种压力源，比如管理员工、公司的发展和投资者的期望。他在工作中非常专注，却发现在每天会议连着开的情况下，自己的压力不可避免地会越来越大。

但是山姆事业的成功取决于他保持冷静和镇定的能力。即使是轻微的过度反应也可能破坏他向同事和客户提供的理财建议。

我们开始一起进行治疗。在第3周，当他在生理上沉浸在工作压力中时，练习吸气；当他释放这些压力时，练习呼气。山姆对我说，专注于腹部的起伏运动对他很有帮助。每次呼气，他都掌握了释放压力的技巧。

一天，在一次课程结束后，他以一种共振的状态回到办公室，他说，当他进入办公大楼的大厅时，他感到一种不可理解的情绪。但就在他走进公司大门的那一刻，一条投资失败的消息迎面袭来，这给他和同事造成了巨大的经济损失。通常情况下，这种伏击会让他猝不及防，并整天萦绕不去。但这一次，他有备而来。

他把大家领到一间会议室，在他们过去的路上，他小心翼翼地练习了"强大10秒"呼吸法。这段短短的步行路程是一个完美的机会，让他缓慢地做10次呼吸，把明显的压力和团队的担心吸进去，然后把这些感觉在呼气时释放出来。

"听着，"他告诉团队，努力重新调整他们的角度，"我们不需要反应过度。让我们专注于长远的前景。"房间里的人都对山姆有分寸的、令人放心的反应感到惊讶。他没有因为亏损而感到失望或沮丧，而是维持了自己的投资头寸——事实上，这笔投资在接下来的一周就出现了逆转，并获得了可观的利润。由于在恐慌面前保持冷静，山姆能够避免不必要的撤资行为，并能信心十足地领导团队。山姆在会议开始前继续练习"强大10秒"呼吸法，以加强他的情绪客观感，并磨炼他全天抑制冲动的能力。

你在一天中努力使用"强大 10 秒"呼吸法来调节你的压力水平，最终会达到将它们缩短为"强大 5 秒"呼吸法甚至"强大 1 秒"呼吸法的程度。和我一起工作超过一年的客户通常能够在不到 3 次的呼吸中释放他们的压力源。

安排你的"强大 10 秒"呼吸法

像山姆一样，你可以控制自己的情绪。事实上，我的许多客户会根据他们的身体对先前经历的反应，制定一个时间表，实践"强大 10 秒"呼吸法。这就是所谓的安排你的"强大 10 秒"呼吸法。这并不是说要为压力做准备，而是要在压力挥之不去的时候或压力过后缓解。你可以预测你的触发压力源最有可能发生的时间——早上 8 点的上班路上；周一和老板的会面；与大家庭共进节日晚餐等，并在之前的时刻插入"强大 10 秒"呼吸法。你可以把它看作有计划的提前干预。

下面这些问题可以帮助你有策略地安排自己的"强大 10 秒"呼吸法。在你每天早上的常规安排中，是否有重复的压力源让你感到不舒服？在你夜晚的日常生活中是否重复的压力源，使你感到无法共振？什么样的人际交往会给你带来压力？在与伴侣、配偶或家庭成员的讨论中，什么时候你可以使用"强大 10 秒"呼吸法来让自己平静下来？什么样的工作上的互动会给你带来压力？是否有一些特定的工作情境，比如在会议上发言，或者和你的老板或同事讲话，会让你失去共振？（使用书后的训练监测表来做这个练习。）

健康要点：头痛

心率变异性－生物反馈训练在预防和治疗头痛方面非常有效。偏头痛、紧张性头痛和相关疾病被认为在自主神经系统失调的人中更为常见。头痛患者的心率变异性通常比无痛对照组要低，这可能与炎症的增加和疼痛处理过程中对身体造成的改变有关，这通常是这些疼痛发作的根源。我的几个患有慢性偏头痛的客户发现，我的 10 周治疗方案比他们使用的降低头痛频率和持续时间的药物更有效。

以南希为例，她是一名退休的大学教授，一生都在与头痛做斗争。当她来找我的时候，她告诉我，40 年来她每天都在经历头痛。40 年！南希向多名神经科医生寻求帮助，尽管她没有抑郁，医生还是给她开了抗抑郁药。她尝试了针灸、瑜伽和其他几十种疗法。她还患上了她所说的对非处方止痛药上瘾的症状，这无意中让她感到更不舒服，因为每月服用 10 天以上的非处方止痛药可能会导致反弹、戒断反应或头痛。

幸运的是，最终一名医生向南希推荐了生物反馈疗法。随后南希来到我的办公室，脸上带着怀疑的神情，好像在说："几十年来，其他方法都让我失望。你觉得呼吸有用吗？"幸好，她给了我一次机会。

在找到她的共振呼吸节奏和学习如何腹式呼吸后，她开始使用第 3 周工具呼吸法消除疼痛。她会专注于疼痛的感觉，在吸气时与之连接，在呼气时将其推出身体。我让她在练习前后用 1 ～ 4 分来给自己的疼痛打分，经过大约一周的专注练习，南希用 5 分钟的呼吸就能将疼痛减轻至少两个整数，这说明她的压力反射力得到了显著增强。10周后，她头痛的频率和严重程度大大降低。

清理思绪

我的一个客户最大的突破之一，就是在第 3 周结束的时候，释放掉了那些破坏性的、根深蒂固的、与创伤或未解决的情感经历有关的能量。在我的实践中，我称之为清理思绪。

创伤不仅存在于我们的想法中，也存在于我们的身体中。科学家注意到，当一个人经历创伤时，他经常会经历一种不完全的战或逃反应。人们陷入这种紧张状态是因为他们的副交感神经制动系统不够活跃，无法阻止这些情绪。所有程度的创伤都会发生这种情况——没有人能对负面经历免疫，而这些经历会像编码一样存在于我们的神经回路中。如果你从小就知道，在一群人面前发言很危险，因为你曾因此被欺负，那么在董事会上发言可能会让你陷入战或逃反应的状态。从大脑到心脏的回路是双向的：你的思想影响你的身体状态，而你的身体状态又影响你的思想。

我称这些触发因素"印在"你的生理上，并导致你的身体在这些"幽灵印记"浮现的特定环境下做出反应。它们的出现是为了保护你避免再次经历潜在的压力，却让你处于战或逃反应的状态，而这种状态对你没有帮助。

当你辨认出"幽灵印记"并强化身体的制动系统时，从创伤经历中产生的过度兴奋的感觉就会被释放，你就能让这段经历过去。

对于我的客户来说，这种释放往往发生在第 3 周。

你可能会体验到一种突如其来的忧郁甚至愤怒的感觉，这种感觉会毫无缘由地出现在你面前。它可能发生在呼吸治疗之前或之后的几个小时或几分钟。我的许多客户说，他们感到惊讶的是，他们会断断续续地哭泣，就他们所知，并没有什么导致他们不舒服。但这些情感体验就在你的心中，而这些不可预知的感觉是你的身体试图丢弃这些额外能量的信号。净化它，这样你就可以放手，让你的表现处于最佳状态。

这种创伤的释放，我称为清理思绪，是真正重要的事件。心灵在自我释放，这样它就能进入一个开放、情感自由的状态。另外从理论上讲，消除这种创伤不仅能解放心灵，也能清理头脑。我的客户注意到他们的思维变得更加清晰，自信心也增强了。如果客户在我的办公室里接通生物反馈设备，我经常会看到在清理思绪之后，他们生理上的生存系统和制动系统之间会重新调整。制动系统变得比生存系统更强大。客户的身体中不再有创伤造成的不平衡。

通常的结果是可以提高人的创造力，增加亲密感，提高整体表现，而且让人有一颗能更好体验丰富的情绪并从中恢复的心。

你想要建立共情能力并加强你的人际关系吗

麦克斯是一名雄心勃勃、毕业于常春藤盟校的风险投资家。他来见我是为了提高他在压力下保持冷静的能力。34 岁的麦克斯擅长销售，善于说服别人接受他的主张，但他缺乏感知团队成员的需求和共情的能力。有时他行动太快，做出的决定没有考虑别人的需要或意愿。

　　这不仅影响了他的婚姻，也影响了他的工作。麦克斯想成为一个有爱心、有教养的丈夫，但他无法抑制自己的愤怒，特别是由于妻子有恐高症和其他恐惧症，意味着一家人必须做出牺牲，比如避免去特定的度假地点度假。

　　在第3周，麦克斯有了一个重大的突破，他感到悲伤、焦虑和对母亲的愤怒倾泻而出，而他的母亲也饱受焦虑的折磨。当麦克斯还是个孩子的时候，由于母亲担心他会受伤，不让他参加很多青少年运动。在清理思绪的过程中，麦克斯意识到，几十年后，他对母亲的愤怒之情依然如此强烈。

　　在接下来的几个星期里，麦克斯说他和妻子之间爱的互动有所增加。他在工作中的互动也得到了改善；他能够开始从只看到自己的观点转变为考虑他人的观点。通过呼气释放压力使他能暂停自己的即时反应，更仔细地倾听别人的需求。

关于清理思绪的其他注意事项

　　任何人都可以体验清理思绪。年龄、性别、身高、社会经济地位、教育水平和身体健康水平与扩展情绪范围的能力之间几乎没有任何关系。然而，只有那些每天两次、每次20分钟练习共振呼吸的人，才会出现清理思绪。

　　在我的客户中，大约有60%的人在第3周或第4周的末尾会有一次清理思绪的经历。通常，在这个训练过程中只会发生一次。在过去 10 年里，我与数百名客户合作过，我看到只有少数人两次体验到了清理思绪。这些体验到了两次清理思绪的人都是我的长期客户，他们和我一起训练的时间远远超过 10 周。

清理思绪是令人震惊和激动的，我希望你怀着感激、欣赏和惊奇的心情来欣赏它。你可以这样想：你的心在努力保护你免受无法控制的伤害和你的过去带来的痛苦，你的心已经阻止你充分感受这些包含着消极情绪的记忆。虽然这样做在短期内会让你感觉更好，但它也阻碍了你与他人甚至与自己有更深入、更真实的联系。通过清理思绪，你的心正在清除这些障碍，以便它和你都不再被锁在过去。为了达到一个开放和自由的境界，你需要接受心灵释放的体验；你要相信你的身体知道自己在做什么。

把这段经历写下来，让你的情绪完全出现在身体里，让清理思绪尽可能地深入和充分。

练习策略

在吸气时想象压力源和在呼气时释放压力源时遇到困难并不是罕见现象，特别是如果人们没有花时间培养对身体内部状态的意识，或者是压抑的情绪正在对他们的身体施加影响的话。这就是为什么各周是按顺序排列的。完成了第 1 周和第 2 周的练习后，你应该能够获得尝试这种情感释放所需的共振和平静。即使这样，仍然需要一些帮助也是很正常的。这里有一些建议。

如何在吸气时与压力源连接

首先，确保你每次吸气和呼气时只提取一个压力源。例如，试图将养育子女的焦虑和经济压力联系起来，会让人难以承受。提炼出最麻烦的一个。下次练习时，你可以把注意力集中在其他压力源上面。

当你试图靠近压力源时，问问自己内心是什么感觉。你的心情是否沉重？是否感到拘束或害怕？一些人发现，将注意力集中在他们心脏可以促进吸气时所需的与压力源之间的连接。

如何在呼气时释放压力

有些人在连接压力源时没有问题，但在释放压力时却遇到了困难。这可能发生在你感觉节奏过快或过于突然的时候。感觉和释放所需要的"肌肉"需要通过重复练习来建立，这需要时间和练习。保持耐心，继续努力——它会发生的！这需要尽可能多地重复和练习。

适当地为自己充电

建立有共振的生活还需要建立其他的习惯，以改善你的心率变异性。每周，我都会和客户一起开始增加更多健康的练习，以增强他们的训练和体验。首先，我建议客户将食物视为燃料，并在一天中的固定时间"充电"。稳定一致的早餐、午餐和晚餐时间安排会增加身体的安全感，而用餐时间的不一致会引发身体的不确定性，使我们处于高度警觉状态，强化过度警觉和交感神经支配。

　　除了遵循健康饮食的基本原则——吃大量的农产品、全谷物、豆类、坚果和种子、乳制品、少量的动物蛋白（如果你喜欢的话）、少量的深加工食品，还要尽量保持体内的水分。即使是轻度脱水（大约含水量下降1%）也会让身体的执行能力（可以帮助我们管理时间、注意力、多任务、解决问题等）受到影响。脱水也会降低认知灵活性。在最近的一项研究中，健康、年轻、活跃的女性被要求在玩一个复杂的纸牌游戏之前，将液体摄入量限制在一天170毫升以内，然后她们被允许补充水分并继续玩牌。她们身体的含水量每降低1%，错误率就会增加12%。[1]

　　虽然我的很多客户都喜欢喝咖啡，但我还是要求他们和你在这10周内努力控制咖啡因的摄入量。大量的咖啡因会降低心率变异性，抵消一部分甚至全部共振频率呼吸增加心率变异性的效果。我的建议是每天喝两杯或更少。

　　更好的建议是把咖啡换成绿茶或水。和咖啡一样，茶叶中也含有咖啡因，这是一种兴奋剂，它的作用是使一种叫作腺苷的诱导睡眠的大脑化学物质失效。但绿茶中的咖啡因含量比咖啡少，所以它能使人精神振奋，而不会让人感到过度刺激或引起不安。与此同时，绿茶还具有镇定作用，这可能是因为绿茶中含有一种名为L-茶氨酸的活性化合物，它能增加各种镇静类神经化学物质的产生，同时降低大脑中有关兴奋性和产生压力的化学物质的水平。L-茶氨酸还被证明可以增加心率变异性。你可以把它看作是一种更温和的咖啡因。

　　还有一个好处：多项研究表明，绿茶中的一种名为表没食子儿茶素没食子酸酯（epigallocatechin-3-gallate，EGCG）的化合物可

能会增加大脑的连接性，并增强工作记忆，使绿茶成为10周训练
过程中最适合饮用的饮料。

有什么问题吗

"如果我在某一天感到很有压力，我是否应该增加当
天的呼吸练习时间？"

如果你享受这个过程，可以一直保持这种呼吸法，尽
管你每天只需要一次至少20分钟的练习就足够了。我发现
一些客户在某一天延长练习时间之后，更有可能在另一天感
到匆忙的时候缩短他们的练习时间。从心理上讲，当我们付
出的比预期的多，我们更有可能在另一天偷工减料。我们会
想，"我昨天练习了60分钟，今天只需要20分钟就可以了"。
但是你的身体需要每天两次、每次20分钟的练习，持续
10周。

有什么问题吗

"我在训练时走神了。我能加点音乐吗？"

还不行。现在，虽然看起来你好像走神了，但我想让你
在呼吸练习中把注意力集中在清理思绪上。继续使用第1周
的策略，让忙碌的大脑平静下来（见第55页）。我将在第11
章中论述音乐的使用以及如何用音乐来帮助调整你的生理机
能，以适应特定表现时刻。

第 3 周行动计划

1. 继续用每天两次、每次 20 分钟的时间来进行共振呼吸训练。（你如果一开始选择每次 10 或 15 分钟，那么现在应该开始进行 20 分钟的训练了。）

2. 在每次练习的最后 5 分钟，练习在吸气时与你日常或重复的压力源连接，并在呼气时释放它。

3. 尝试在你的一天中使用一次或多次"强大 10 秒"呼吸法（连续 10 次呼吸，在吸气时与压力源连接，在呼气时将其从你的身体中释放出来）来管理压力。这被叫作"展现你的强大 10 秒"。将你的训练监测笔记随身携带可能会有帮助。

4. 注意你的营养，定时可靠地补充能量，在限制咖啡因的同时灵活地补充水分。

5. 如果你意外地经历了一次清理思绪，请保持冷静，尽量以积极和感恩的态度去对待。你离你的目标越来越近了。

下一周前瞻

不要忘记在下周，也就是第 4 周，测量并记录你的心率变异性。

第 7 章

第 4 周：治疗内心的创伤

不完全战或逃反应理论起源于著名心理学家彼得·莱文（Peter Levine）博士几十年的研究，他是压力和创伤方面的专家。在花时间观察了各种生活在自然栖息地的野生动物后，莱文收集了证据，表明这些动物天生具有从压力事件中迅速、彻底恢复的能力。在他的著作《唤醒老虎：启动自我疗愈本能》（*Waking the Tiger: Healing Trauma*）中，他举了一个例子：一群鹿在空地上吃草，树枝折断了。"在一瞬间，"他写道，"鹿警觉起来，准备逃进森林。如果走投无路，它们可能会反击。每个动物都会进入木僵状态，肌肉紧张，但是另一种刺激又会把动物送回警觉和极度警觉（hypervigilance）的状态之中。"[1]几秒钟后，在确定没有真正的威胁存在后，鹿又回去吃草，照顾幼鹿，在阳光下取暖。在这个过程中，它们释放了刚刚充满神经系统的能量。

莱文说，这些鹿做到了我们人类似乎很难做到的事情：它们进入了交感神经支配的状态——这是它们的大脑保护它们的方式，然后完全恢复平衡，使它们的副交感神经系统不仅能刹车，而且能快速恢复。这样一来，动物就有能力在冷静警觉和高度警惕的状态之间无缝切换。当威胁发生时，它们的反应要么是战斗，要么是逃跑，要么是木僵，然后它们的神经系统会回到基线状态。

战斗、逃跑，还是木僵

20 世纪 90 年代，心理生理学家斯蒂芬·波格斯（Stephen Porges）博士提出了一个叫作多层迷走神经理论（polyvagal theory）的模型，该模型将木僵这个元素加入先天应激反应的列表中。[2] 多层迷走神经理论认为，当生物感到迫在眉睫的危险而不能采取行动策略（逃跑或战斗）时，它就会为了生存进入木僵状态。这就是为什么被关在动物园或宠物店玻璃盒子里的蛇总是待在一个位置上。它们感觉到捕食者在注视着它们，但既不能战斗也不能逃跑，所以它们完全停了下来。海龟把自己缩进壳里。[3] 被猫抓住的老鼠装死。[4] 就我们人类而言，理论上，木僵可以使攻击者相信我们已经死了，促使其离开，从而在生死关头帮助我们自己。但我们已经以一种不适应压力的方式使我们的神经系统现在认为，在紧张程度相对温和的情况中，比如在登上讲台发表演讲之前，木僵是一个有利的选择。

我们人类呢？我们中的许多人都没有这么强的复原能力。我们经历过各种各样的创伤，根据我们独特的生理、情感敏感性和过去的经验，我们的反应是战斗、逃跑或木僵。但与动物不同的是，我们缺乏一种与生俱来的能力，即在发生令人不安的事情后，能够立即恢复到基线水平的能力。

为什么？我们可以归咎于情绪。莱文解释说，高度进化的大脑所拥有的思维和感觉，干扰了我们生理压力的恢复过程，我们没有完全释放战斗、逃跑或木僵过程中产生的能量。[5] 错过火车或火车晚点时，我们可能会极度沮丧；主管在团队会议上问我们问题时，我们可能会惊慌失措；与所爱的人讨论一个有争议的问题时，我们可能把讨论升级为争吵。

因此，我们会体验到不同程度的高度紧张状态，这些状态被编码在我们的神经回路中。能量的碎片像时间胶囊一样储存在我们的自主神经系统中。我们的身体陷入停滞状态，不能轻易地在不同紧张强度的状态之间切换。我们遇到能让我们回想起以前经历的人、事、物时，体内存储的压力就会被重新触发，使我们进入一种高度警惕的状态。

这样一来，引起情绪波动的经历或悲剧会继续给我们带来情感、心理、精神甚至生理上的痛苦。我们不像那些看到威胁，做出反应，然后恢复的鹿。我们无法从可能受到攻击的紧张状态灵活地转到享受温暖的阳光照在皮肤上的轻松状态。相反，我们会时刻保持高度警惕，或者像蛇一样装死。简而言之，我们的反应是由生活经历塑造的，而这些经历已经被编码在我们的生理反应中。

内心的创伤

我知道，创伤这个词听起来可能很可怕。但你不一定要经历重大的灾难性事件，比如小时候失去父母或成为犯罪的受害者，才会有创伤。所谓创伤，我指的是对你影响深远，足以在你的生理上留下烙印的压力源。在我的工作中，我观察到这种经历的多个主要主题，包括但不限于：

- **消极的自我对话**。一个与贬低自我人格的内心独白纠缠的客户，可能已经内化出了一个挑剔的父母或其他权威人物的声音。
- **匮乏**。如果客户在缺乏爱、金钱或食物的恐惧中长大，他可能会内化一种匮乏感，而不会处于相信机会的富足心态中。
- **完美主义或害怕让别人失望**。这可能源于成长环境，在这种环境中，得到父母的认可非常重要，就好像孩子只有表现出色或超出预期才能赢得父母的关注。
- **需要有控制感**。过多的变化（从多次搬家到目睹父母离婚）或反复的创伤会在生理上留下印记，从而导致失控感。

这些"幽灵印记"更多地存在于我们的身体中，而不是我们的头脑中。它们是在你的生理上留下印记的触发因素，让你的身体在特定的环境下做出不利于你的反应。

在第3周，我们致力于识别你每天的压力源（经常感到时间紧迫；与工作、财务、养育子女或照顾年长父母有关的压力；亲密关系中的冲突），并且训练你的身体去感受它们，然后释放这些压力。

我们还会讨论你的身体如何利用以前造成压力的经历重新调整你的自主神经系统。这周，是时候学会释放了。是时候驱除那些不断重复，犹如幽灵般啃噬着你心灵和思想的主题和想法了。

治疗过去的创伤，让人向前看的新方法

梅格是心理学领域一名充满活力的思想家和领导者，她来找我是为了释放一段不长久的爱情带来的痛苦。"当我和同居男友的关系结束时，"她说，"我的心撕裂得无法弥补。"梅格在想，爱一个人是否值得为此付出可能心痛的代价。与此同时，她开始怀疑自己是否讨人喜欢。她尝试了几个月的传统疗法，并向我吐露："谈话帮助我理解了所发生的事情，但并没有减少我的悲伤感，心痛的感觉简直要把我从内部生吞活剥了。"在分手后的两个月里，已经非常苗条的梅格减掉了近 7 千克。当我们最初的谈话开始时，她透露说自己已经好几周茶饭不思了："我想我是在试着用饥饿感来代替心中这种被啃噬的痛苦。"

梅格极度的忧郁和焦虑是显而易见的。在我们做第一次呼吸训练的时候，我让她描述一下心中的痛苦是什么感觉。梅格把她的痛苦描述为强烈的悲伤，就像她刚刚经历了一次死亡；还有愤怒，因为她给了一个人那么多，这个人却没有给她同样程度的爱和承诺。她最终选出忧郁作为最想根除的感觉。所以我们开始让她在吸气时专注于忧郁，在呼气时释放它。之后我们把注意力集中在她的愤怒上，进行吸气和呼气练习。

第一次会面一结束，梅格就说她感到更自由、更平静了。受到启发，她开始每天进行两次呼吸练习，每次大约 20 分钟。有几天，当痛苦难以忍受时，她会每天练习多达 6 次，每次 20 分钟。她解释说："只有在练习呼吸的时候，我才觉得自己能控制痛苦，而不是被痛苦控制。我越能控制自己的呼吸和心脏的反应，对自己与生俱来的力量和前进的能力就越有信心。"

做了呼吸练习 3 周后，梅格在日常生活中感觉好多了。她的心情开始好转。但有一天，她打电话给我，就她不寻常的情绪爆发问题向我咨询。她说："今天，我莫名其妙地哭了起来。"一开始，她以为自己看到或听到的东西会下意识地让她想起分手的事情。但当她允许眼泪流淌并将目光转向自己的这段经历中时，她意识到悲伤来自更深的地方。她生动地回忆起 12 岁的自己拼命想和母亲交流的情景。梅格的母亲与梅格的父亲关系不佳，所以她对梅格的需求漠不关心。结果，梅格把母亲的爱内化为不足感，或者说缺失感。它向年幼的梅格传达了这样的信息："我肯定不讨人喜欢。"梅格找到了她的幽灵印记！

梅格内心的幽灵不是她的前任或分手经历。和我的许多客户一样，她内心的幽灵来自早年的一次创伤性经历。她突然迸发出的情绪是对过去的、停滞的、生理上的唤起的一种净化。一周又一周，随着梅格的自主神经系统增强，童年时期的能量开始寻求释放。因为梅格知道会发生什么，所以她并没有感到害怕。事实上，她为自己流泪感到欣慰。结果，她成功清除了自己体内的负能量，感到了安慰和解脱。几天后，她又能好好吃饭了，并开始稳步改善自己的饮食习惯。她坚持呼吸练习 20 周，并辅以增加日常锻炼。她说她的焦虑减轻了，不再感到沮丧。在和我一起训练的最后一周，梅格能够重新调整自己的心态，并开始与新的人约会。

当你辨认出自己的幽灵印记并强化身体的制动系统时，创伤经历带来的过激情绪往往会被释放，你会越来越能够放下它。对有的人来说，这可能会提高他的创造力。对其他人来说，可能会注意到与伴侣的关系更加亲密。还有一些人可能会注意到自己更能体验各种情绪，并从中恢复。这些是我的客户最常遇到的结果，不同的人可能会有不同的结果。

呼吸练习 5：
释放深藏在心底的情绪触发因素和信念

要从生理上释放深度痛苦，你需要反复识别伴随痛苦的生理感觉，并在心率加速时将它呼出来。通过重复的练习，你能更快地让心脏减速，毫不费力地加快恢复的速度。你可能需要练习数百次。不要让这个次数吓到你。根据你的呼吸频率，你在练习的最后 5 分钟内大约呼吸 30 次。

类似于第 3 周，你将再次努力在吸气时感受自己的幽灵印记，并在呼气时释放它。这一次，压力源应该是更深的东西，可能比你再次忘记购买杂货清单上的东西时感到的烦躁，或者在收到医疗测试结果之前感到胃痛的情况更让人难受。要确定这个压力源，也就是这个幽灵印记，需要进行一点内省。

第一步：生活中，你什么时候感受过持续数周、数月或更长时间的失望、挫折、焦虑或愤怒？当你看到我列出的常见的负面词条（消极的自言自语、缺失感、完美主义、对害怕失去控制的恐惧），哪一个首先引起了你的共鸣？或者，也许你在童年和青年时期的个人经历中有一个独特的幽灵印记。我经常问我的客户："过去的哪些经历还在你的脑海中保留着、舍不得丢掉？"这样做的目的当然是保护那块极其重要的心理空间，并将其保留下来给能引发共振的经历，比如回忆起你对儿时宠物狗的爱，或者对一个密友的感激之情。

第二步：接下来，试着回想一下，在实际的压力源作用于你时，你身体的感觉。例如，当你尽了最大努力却得不到母亲的认可时，你是什么感觉？当你被同学取笑时，你的心里是什么感觉？当你无法控制亲人的死亡时，你的身体是什么感觉？试着把这些经历与你心中的痛苦或回忆联系起来。真的试着去感受它，而不只是让它停留在你的思想或记忆中。你的心会记起来的。你是否感觉到那里有一种紧绷感，或是心弦被拨动的感觉，或是胸腔中心的焦虑感，抑或是压抑的沉重感，还是其他感觉？

在这样沉浸其中几分钟后，花点时间尽可能多地记下一些形容词，来描述你的心在那次经历中的感觉。使用纸笔或手机都行。

第三步：（需要节律器，按你的共振频率设置。）现在你已经探索了这种感觉，现在可以练习与压力连接。吸气的时候让它在你的心里出现。然后，当你张大嘴呼气时，想象将压力引导到身体外。第4周呼气的一个关键特征是增加一点点压力：想象你正在吹灭蛋糕上的两根蜡烛。不是20根蜡烛！只是两根。这有助于解决自主神经系统的能量不平衡。呼气时心率下降的斜率与你能多快地将心率恢复到基线相关，这会转化为一种改善的能力，让我们放下过去深藏的压力源，成功应对比如完美主义或需要控制感这类经常影响最佳表现的各种事情。

在每次呼吸练习的最后 5 分钟，你都要重复这个过程。

记住，这不是一种思维活动，而是一个旨在重新连接你的幽灵印记，并帮助你开始放松它对你的生理控制的练习。

呼吸练习 6：
抓住并释放你内心的幽灵

每天，你都被压力轰炸。孩子们想要你的关注；电话响个不停；你正在准备公司的工作演示；狗需要遛一遛；哦，外面正在下雪……你懂的。上周你学到的感受和释放的技巧对帮助你减少这些日常压力是有效的。

然而，在不知不觉中，我们中的大多数人同时也在处理一种更复杂、更持久的压力，这种压力来自我们的过去。为了优化处理压力的能力，我们需要意识到影响我们情绪反应的个人的、深层的东西（也就是内心的幽灵，它通常使我们的行为效率极为低下），并在情感核心——心脏——解决它。

第一步是要意识到历史触发因素（比如梅格发现她害怕自己不讨人喜欢的根源），并承认它们是如何在你生活的多个领域中表现出来的。你开始发现内心的幽灵，并认识到它们无处不在，这时候要练习从生理上释放滞留在你身上的负能量，以创造持久的变化。

这里有一些建议来指导你如何捕捉和释放内心的幽灵。

认真回想你的一天。用记事本、电脑或手机记录三天你对压力的反应。每天晚上，回想你的一天，写下你能回忆起的，对发生的压力源的任何反应（只是不要在睡觉前这样做，因为它会让你睡不着）。在 1（不紧张）到 10（极度紧张）的范围内评估每个反应的程度。试着用好奇心而不是判断力来处理这个问题。

评估它。3 天后，复习你的笔记。最吸引你注意的主题是什么？缺乏感？自我怀疑？时间不够？害怕自己不讨人喜欢？有些客户可能会意识到，他们经常在考虑自己的感受或需求之前就试图取悦别人。尤其要密切关注任何 7 分或分数更高的经历——你过去的幽灵可能在那里徘徊。

驱除内心的幽灵。在本周余下的时间（接下来的 4 天），练习在幽灵出现时识别它们，吸气时与幽灵连接，呼气时释放幽灵。再一次，集中精力呼气，想象用呼气熄灭两根蜡烛，在释放时更好地降低心率。如果你有心率监测器，如 Fitbit、Apple Watch 或其他心率监测器，它们不会让你看到心率的节拍变化，但它们的灵敏度足以检测到心率降低。试着把目光从你的电子设备上移开，做 5 次呼吸，在吸气时感受压力源，在呼气时释放压力源。现在看看你的心率监测器，你能练习将心率降低两次或更低吗？

用心率变异性技术追踪你内心的幽灵

如果你选择使用监测呼吸时心率变异性的应用程序，你可能会喜欢使用它来帮你抓住和释放内心的幽灵。你可以用这个设备来追踪自己的心血管反应。你需要坐下来，确保追踪数值准确。你可以在练习释放深藏的触发压力的因素时追踪自己的心率。首先，确定你的心率在吸气时加速了多少下。然后，练习呼气时释放你内心的幽灵，同时监控心率的降低幅度。心跳增加和减少的次数有区别吗？你的挑战是让呼气时的心率降低幅度近似于吸气时的升高幅度，同时吸入唤起心中幽灵的压力源并释放。呼气不完全或神经系统停滞会阻止呼气时心率降低，可能会在每次心跳的峰值或接近峰值时出现停滞。

幽灵印记在你们的恋爱中拖了后腿吗

安德鲁是一名言谈温和、心地善良的经理，他30多岁的时候来找我。他正在为恋爱关系寻求帮助。安德鲁与女生约会过，但第一次约会后就很少有进展了。他很难把自己的心事和别人分享，尤其是和女性分享。他没有表现出开放和脆弱的一面，而是非常注意自己说的话，没有展现出真实的自己。他发现自己在谈话中有所保留，约会对象问他任何私人问题，他都会闭口不言。

当我们开始寻找他内心的幽灵时，安德鲁透露，他在一个大家庭里长大，住在一个狭小拥挤的公寓里。大人们似乎总是很紧张，如果年幼的安德鲁在他们心情特别不好的时候说话，他们就会斥责他，有时甚至打他。这样的信息深深印在了他的心里：他应该随时进行自我审查，否则他的安全就会受到威胁。安德鲁不再自由地说出自己的想法，而是学会了抑制自己的情绪，以此作为一种自卫的方式。这种转变发生在生理层面，而不是意识层面和认知层面。几十年后的今天，他在我的办公室里，仍然害怕因为表达自己的内心想法而受到惩罚。在与女性可能的恋爱关系中大声说出自己的想法会使他变得脆弱——这种想法会使他出现战或逃反应。

我们一起制定了一项协议。每当安德鲁感到自己的情绪被触发（比如被问到私人问题）时，他就会停下来，试图找出触发因素。这是认知部分。等他知道了为什么会这样，他就会努力改变自己的生理反应，进行 10 次呼吸，在吸气时专注于童年时代的恐惧所带来的痛苦，呼气时将痛苦的感觉释放出去。他也会通过伸展手臂或在共振呼吸期间做一些温和的瑜伽动作来活动身体。这有助于他最终在认知和生理上释放被压抑的能量。

你会体验到什么

我们可以从令人沮丧的事件中学习和成长，但这并不意味着我们必须让它们像幽灵一样挥之不去。通过本周的共振呼吸以及生理唤醒和释放的配套训练，你可以练习释放深埋在生理中的恐惧和创伤，同时训练自己更深地投入和放松的能力。通过加强你的压力反射，你学习了更快地释放，并训练自己在遇到大大小小的障碍时能进入共振状态。不要担心这要花费更多的时间才能掌握。我们还有几周的时间来巩固这一技能。这仅仅是个开始。

患有与焦虑或自主神经功能失调相关的慢性健康问题的人，只要坚持每天两次、每次 20 分钟的训练，通常会表示在第 4 周他们的症状有所缓解。恐慌症、肠易激综合征、头痛和失眠等症状通常在这周开始减轻。

这是令人兴奋的一周，因为你的未来会经历一些显著的变化。你可能会感觉更积极一点，你的能量水平应该有所回升，你可能会对日常生活中的意外不再感到那么焦虑。最令人惊奇的是，你可能会开始不再对小的压力源感到恼火，并且更能减少自己对那些源自你过去深埋于心的压力源的反应。

然而，驱除内心的幽灵是一项严肃的工作，像梅格描述的那种反应一点儿也不稀奇。我们都有在生理上留下印记的经历，虽然我们的头脑可能会忘记它们，但我们的身体永远不会忘记。只要身体抓住这些经历不放，每当新的经历触发情绪记忆时，我们就会继续周期性地重温这些痛苦的回忆。但是通过释放一些滞留的负能量，我们可以帮助自己克服由于反复的创伤所造成的麻木。

对我的许多客户来说，释放这些滞留的情绪为他们承担更大的情绪风险铺平了道路。例如，我们很多人都害怕全心全意地去爱一个人，因为这样一段关系的结束对个人来说有着内在的毁灭性风险。但是，随着情感上有了更大的灵活性，你可能会更愿意也更有能力去承担深思熟虑过的风险。有了新的信心，你可以通过呼吸让自己平静下来，你会知道即使可能经历损失和痛苦，你也会熬过去。

你也可能会将你对某个人怨恨的幽灵印记从身体中释放出来，取而代之的是一种同情或宽恕的感觉。上一章的风险投资家麦克斯感觉到自己对母亲的失望和愤怒得到释放时，他能够以一种全新的方式向妻子更亲密地表达自己的想法。我把这种类型的反应称为生理性宽恕。

这取决于你如何应对这种累积的旧能量的逐渐释放——是你在掌控。你可以选择大哭一场。写日记对很多人来说是一种宣泄方式。有些人想独处，有的人则渴望有亲密朋友或家人的安慰。允许你去探索自己的情感的大小、形状、深度和重量。

注意：如果你经历了特别让你心烦意乱的清理思绪过程，不要抗拒向心理健康专家寻求额外的帮助。

心流

你也可能会觉得呼吸练习时间比前几周过得更快。这是一个非常积极的信号，恭喜你！你第一次开始这个过程的时候，可能会感到焦虑或者盯着时钟。不过到了这周，你可能会发现自己很容易专注于手机屏幕上的呼吸节奏。20分钟可能感觉就像10分钟。所有这些迹象都表明，你的副交感神经系统正在增强，使你的自主神经更加平衡。用每天两次、每次20分钟的呼吸练习加强你的压力反射，降低你的整体血压。根据积极心理学家米哈里·契克森米哈赖（Mihaly Csikszentmihalyi）的说法，这种完全沉浸在活动中的状态是一种被称为"心流"的精神状态。

在你生命中的关键时刻，当你发挥出全部潜力，百分之百地专注且不遗余力时，你会发现包括时间感在内的其他一切似乎都会消失。这也是心流。如果你曾见过一个篮球运动员在进入对方防守区域，很轻松地投进每一个球，你就看到了心流。如果你的演讲让人感觉完全到位，听众都很投入，给人一种自信和镇定的感觉，让人觉得你不会犯错，那么你就已经感受到了心流。

心流也发生在最佳表现之外：你遇见一个很久没见的朋友，而眨眼间就过了2个小时；或者当你看一部很长但吸引人的电影或话剧，却没有任何坐立不安或看表的情况，你就感受到了心流。心流是一种精神状态，共振是一种生理状态，当你引发一种共振状态时，你可能能够更快地进入心流。

健康要点：体重管理和饮食紊乱

幽灵印记可以通过不健康的生活行为表现出来，比如暴饮暴食和饮食紊乱。你可以使用共振呼吸来抑制这些行为，再配合循证心理治疗，最终克服它们。

如果对食物的渴望让你感到烦恼，开始破坏你的健康目标，或者变成更危险的饮食模式（比如暴饮暴食）的一部分，你可以通过一种正念呼吸技巧——"冲动冲浪"（urge surfing，有时被称为"渴求冲浪"）来缓解。[6] 它最初是由成瘾心理学领域的领军人物 G. 艾伦·马拉特（G. Alan Marlatt）博士开发的，多年来一直被用来帮助人们包容他们的冲动。

渴望和冲动不仅仅存在于我们的脑海中，也会让身体产生感觉，可能表现为心跳加速、肌肉紧张、唾液分泌增加，让你在还没有饿，甚至实际上已经饱了的时候也会感到饥饿。"冲动冲浪"是应对这些渴望的一种特殊方式，渴望就像滚滚的波浪一样，随着强度的增加，达到顶峰，最后，崩溃。这是一种非常有效的方法，可以抵制不健康的渴望或冲动，而不是屈服于它们。通过练习，这些渴望会在频率和强度上减少。

如何进行"冲动冲浪"

当渴望第一次袭来时，试着把这种感觉看作一种预警信号，提醒你停下手头上的工作并开始进行呼吸练习。首先，对这种渴望产生好奇。它是从哪里来的？你的大脑、你的胃，还是你的舌头？花点时间实际感受一下你心中的那份紧张。

在确定后，开始共振呼吸。吸气时，拥抱它带来的渴望和欲望。用鼻子吸气，感受紧张的情绪。把你要屈服的紧迫感呼出去，向自己保证有能力驾驭这种冲动。你比你的欲望更强大。

然后，像冲浪者一样，驾驭渴望。把自己想象成一个真正的冲浪者，在浪起时划水，开始加速的时候起乘，然后蹲在冲浪板上，顺着浪一直冲进去。即使你从未做过，冲浪也是一项相当容易想象的活动，因为其中涉及许多感觉：水的凉爽感觉，盐的味道，灿烂的阳光……你可以完全沉浸其中，分散自己在过程中的冲动。

与渴望联系起来，在吸气的时候感受它在你的心中，然后将它呼出去，至少呼吸 10 次。你要像追随波浪一样追随这种渴望，当你驶向海岸线时，眼睛要一直注视着海岸。

有什么问题吗

"我在书中见到过一种呼吸的应用程序，它能通过声音提醒我的共振频率呼吸，我甚至不需要看它。我可以试试吗？"

很多年前，一家公司给我寄来 CD，让我分发给客户，里面有声音提醒听众什么时候以自己的共振频率吸气和呼气。然而，在将这些CD分发给客户后，我发现在第7周左右，他们的心率变异性训练不再产生那个时候常见的认知变化。经过进一步思考，我意识到音乐剥夺了大脑视觉上追踪节律器所带来的刺激，从而减弱了训练的效果。当你跟随着节律器，观察心跳起伏时，这会刺激前额叶，这个区域负责注意力、焦点和执行功能。这可以帮助你保持共振呼吸时发生的微妙的生理变化。

根据我的经验，听音乐虽然能让人放松，但并不能带来更多的好处。听觉处理不能提供与视觉处理相同的前额叶刺激，因此，它不能产生相同的认知和生理益处。为此，我强烈建议你在呼吸练习时睁大眼睛，使用手机上的应用程序来指导呼吸。

第 4 周行动计划

1. 本周用你的设备重新测量你的心率变异性。(参阅第3章"所需工具"小节的内容，在书后训练监测笔记记录你的测量结果。) 如果你继续进行每天两次、每次20分钟的呼吸练习，你的心率变异性是否略微提高了？如果是的话，恭喜你又进步了！看到心率变异性提高是非常振奋人心的，这证明你的努力得到了回报。如果你还没有看到提高，请记住，不同的人会在不同的时间显现这些训练的好处。继续享受这个过程。

2. 找到你的幽灵印记。使用本章提供的指南揭开你内心深处的纠结，并认识到它们常见的触发因素。对于那些正在使用科技的人来说，你能否在出现压力源之后利用慢速呼气来降低你的心率？

3. 继续用"强大 10 秒"呼吸法以及通过捕捉和释放你内心的幽灵来管理一天中间歇出现的压力源。

4. 继续用每天两次、每次 20 分钟的时间练习共振呼吸法。

a. 在你每天的第一次练习中，用呼吸练习的最后 5 分钟与你内心中的一个幽灵连接。练习在吸气时感受压力的深层来源，呼气时将其从身体中释放出来。

b. 在每天的第二次练习中，用最后 5 分钟的时间与当天的压力源连接，感受它们，并在呼吸时释放它们。

下一周前瞻

在第 5～7 周，当你继续加强驾驭挑战的能力时，你将开始体验这种训练在认知上带来的好处，包括更敏锐的注意力和屏蔽消极想法的能力。你还将开始训练你的心脏，使其能在压力下（包括在准备挑战时、挑战期间和之后）自动转换和适应的能力。让你能够迅速从压力源中恢复过来，回归自信和心流的状态是最佳表现的标志，我们将一起训练你的这种能力。

Heart Breath Mind

第 8 章

第 5 周：准备迎接挑战

　　如果你是一名舞者、游泳运动员或短跑运动员，你会训练特定的肌肉，使其在日常或比赛中可以自动激活。你的心脏也是一块肌肉，通过足够的练习，你可以使心律记住如何在压力时刻做出反应。在之前的训练中，你的心脏已经知道如何感受压力并牢牢抓住压力。现在你要教会它如何自动地释放压力。你将要学习的技巧建立在你到目前为止所学知识的基础之上，目的是让你的心律有一个转变，这将有助于你达到最佳表现水平。这被称为"转移心念"。

　　我根据那些对即将发生、需要好好表现的重要事件而感到压力的客户的反馈，开发了"转移心念"技术。这些客户需要一些足够强大的东西来帮助他们在重大挑战开始之前优化生理机能。因此，根据他们的意见，我创造了一种方法来教他们的心脏从不如意的状态转变为表现最佳的状态，这一切都在预期事件发生之前。

这种训练技巧包括在你的共振频率下连续进行 15 次呼吸的练习。呼吸分三组进行，每组 5 次。

◆ 第一组的 5 次呼吸（舒展内心）旨在帮助你的自主神经系统释放消极情绪。

◆ 第二组的 5 次呼吸（清理思绪）使用正念来平静你的思绪。

◆ 第三组的 5 次呼吸（转移心念）将你与理想的表现状态连接。

我一次又一次看到客户使用这种 15 次呼吸的技巧来为挑战做准备。他们会在重大事件或比赛的前一天晚上或当天早晨使用这种方法来调动自己，以消除长期的恐惧和害怕。

"转移心念" 的绝佳机会

- 发表重要演讲
- 与亲人谈论敏感话题
- 为竞技体育活动做准备
- 参加考试
- 面对各类恐惧症，如害怕飞行或恐高
- 其他

心脏是有记忆的

你的心脏有一段记忆，一段被你多年来的压力反应塑造的记忆。通过这个练习，你将学会如何提前告诉心脏，你希望它在压力下会如何反应。这个技巧可以在很多表现场合中应用，从比赛日到克服飞行恐惧症都是它可以一展身手的场合。为了最大限度地发挥它的力量，你要在比赛或表演活动的前一天晚上或者当天早上进行练习。这是因为在我的实践中，我观察到，在你练习之后的 12 小时内，心脏仍能记住新的反应模式。因此，如果你第二天上午 9 点有一个比赛或会议，你就需要在比赛前一天晚上 9 点之后练习"转移心念"。

　　这个练习的目的是教心脏在压力下维持一个共振的心律。这是我的客户们一致认为对他们生活影响最大的训练项目，因为这个项目帮助他们训练心脏在出现预期压力源之前做出反应。

呼吸练习 7：
训练你的心律

　　选择一个即将出现的、需要你表现的事件。在你确定了想要做准备的事件后，找一个安静舒适的地方坐下，然后打开你的手机应用程序并准备好使用。记住，"转移心念"是在某一事件发生之前进行的练习，要在该事件开始的前一晚和当天清晨进行。不建议你在实际比赛中进行，因为这会分散你对当前任务的注意力。现在你已经准备好练习"转移心念"了。

步骤 1. 舒展内心

　　我想让你在共振频率下呼吸 5 次。（使用节律器使吸气和呼气与你的共振频率相匹配。）前 5 次呼吸是为了释放你的自主神经系统中的消极情绪。吸气时，连接并体验你的消极情绪——压力、愤怒、沮丧、恐惧。你内心的情绪是怎样的？压抑和沉重？焦虑和恐惧？孤独和无助？

呼气的时候，专注于释放你心中的那股情绪，通过口腔呼气，引导它离开你的身体。记住，这不是认知练习，是一种生理上的锻炼，你的目标是与吸气时心脏的感觉相联系，而不经过思考。

步骤 2. 清理思绪

在第二组的 5 次呼吸中，吸气时注意力集中在清新的空气上，呼气时注意力集中在释放的感觉上。这种思维训练需要你将注意力集中在呼吸的感觉上，从而减少你忙碌的大脑中的胡思乱想。

步骤 3. 转移心念

在第三组的 5 次呼吸中，你需要在吸气时与理想的表现状态连接，在呼气时释放所有的消极情绪。想想你在表演时想要什么感觉，练习在吸气时体验那种心跳状态。你想感到兴奋，还是想变得冷静沉着？什么样的生理状态最有利于你的最佳表现？同样重要的是，你要练习在呼气时释放所有消极情绪。在没有消极情绪的情况下，你也可以专注于呼气时释放的感觉。

克服比赛日的紧张情绪

雪莉是一个有经验的短跑运动员，她的大学队友很喜欢她，她的年轻粉丝崇拜她。然而，她的内心状态却是另一番景象。尽管雪莉练习时的成绩可以获得参加奥运会的资格，但在比赛的前一天晚上，紧张的情绪让她感到心跳加速，双手出汗。这表明她的血液流动不足是由自主神经系统失衡造成的。比赛当天，她的脑海中充满了"彻底完蛋了"的想法——她对在压力和焦虑下的表现能力产生了自我怀疑。

除了每周和我见面一次，以及在家进行每天两次、每次 20 分钟的呼吸练习外，她还在每场比赛（包括奥运会选拔赛）的前一天晚上和当天早上集中精力"转移心念"，使自己从焦虑的情绪中冷静下来。她会选择她认为最有可能抑制自己表现的印记（比如她倾向于将自己与其他女选手进行负面比较），然后确定想要培养的理想状态。她的训练模式如下所示。

第一步：在吸气时专注于自我怀疑的感觉，然后在呼气时释放自我怀疑，共呼吸 5 次（舒展内心）。

第二步：有意识地呼吸，专注于吸气和呼气，一共呼吸 5 次（清理思绪）。

第三步：吸气时想象平静和自信，呼气时释放自我怀疑（转移心念）。

她的目标是教会身体一种管理压力的新模式。在 15 次呼吸结束时，她创造了一种新的反应节奏，并在表现发挥时激活。如果陷入旧的怀疑模式，她清楚该如何让自己跳出这个模式。那一年，雪莉缩小了练习成绩和比赛成绩之间的差距。资格赛成绩为她赢得了美国队的席位。雪莉做了很多方面的训练，包括心率变异性训练，她注意到，控制心脏在特定时刻对压力的反应，对她减少焦虑和达到最佳状态至关重要。

你会体验到什么

到这周，你可能会越来越有能力识别自己是否处于共振状态，这是一项非常有价值的技能，它能证明这个训练计划对你确实有效。在第1周，你学习了基本的共振并找到了自己的共振呼吸频率，但是直到第5周，你才会更加熟悉共振的感觉，并发现自己的主要共振表现——一种在他们练习共振时凸显的感觉或感官。最常见的主要共振表现通常被描述为头脑清晰，然后是内心平静、肌肉紧张程度减轻、注意力增加，或者其他身体信号向你发出"你在共振"的信息。

还不能确定你的共振感觉吗？我的客户还把共振描述为在头脑、心脏和身体上感受到的下列任何一种感觉。

◆ 专注　　　　　◆ 自由

◆ 客观　　　　　◆ 全心全意

◆ 乐观　　　　　◆ 平静

◆ 敏锐　　　　　◆ 开放

◆ 清晰　　　　　◆ 怜悯

◆ 敏捷　　　　　◆ 强大

◆ 有创意　　　　◆ 自信

◆ 灵活　　　　　◆ 勇敢

◆ 战无不胜　　　　　　◆ 与我的想法贴合

◆ 连接　　　　　　　　◆ 时刻准备好

◆ 镇定　　　　　　　　◆ 刺痛（这是由于你身体

◆ 沉着　　　　　　　　　　外周血流动增加——一

◆ 平衡　　　　　　　　　　种共振的常见信号）

这些变化可能是微妙的。如果你还不能很好地分辨它们，不要放弃。你练习得越多，就会越好地掌握身体的共振信号。

照片、音乐、暗示语、运动：
其他改变你生理机能的事物

显然，我对共振呼吸改变生理的能力充满热情。我也热衷于结合其他简单、容易理解的技巧来促进、增强和保持共振。这就是照片、音乐、暗示语和运动的作用。有些人通过浏览大自然的图片来获得平静。一个客户发现，在会议之间做些伸展运动有助于身体释放焦虑和让身体放松。我自己的智能手表上有一张我女儿和她丈夫的照片，所以每当我看时间的时候，我就会被爱的感觉淹没。所有这些都有助于改变你的生理机能，并在你的生活中放大共振。

如果你按照自己的呼吸，系统地加入这些其他活动，你就可以加快你达到想要的表现状态的速度。最棒的是，这些东西很有趣，它们已经是你日常生活的一部分。

我和客户会在他们预期的挑战之前，一起计划如何应对特定的压力。如果你知道特定的压力源会对你的能力产生负面影响，就需要制订一个计划。你要怎样才能尽快释放压力？

当16岁的国家级网球选手迈克尔来找我的时候，他正在寻找缩小他在练习中和在比赛中的表现之间差距的方法。在裁判员做出一个迈克尔自认为不好或错误的判罚后，他就难以恢复冷静，无法发挥本来的技术水平。考虑到这种情况大约每三场比赛中就有一场会发生，迈克尔需要一种方法来优化他对这种预期的压力源的反应。他需要能够感受到自己的愤怒，然后释放它，而不是变得心烦意乱，从而失去对比赛的控制力。

这是正确的。他需要能够在球场上与消极情绪连接（而不是假装它从来没有发生过，或者试图立即感到自信），然后释放它。能与消极情绪连接是至关重要的。我经常告诉我的客户，感受到消极情绪或压力是身体健康的表现，他们需要做的只是感受，并尽快让它消失。

为了确保压力不会滞留，我们为迈克尔制订了一个练习计划。常规程序包括两次共振呼吸，让他借此连接上自己的愤怒感，并在呼气时释放它，然后他的脚快速左右移动并默念暗示语"手臂放松，脚步迅速"。脚快速左右移动是一个有节奏的10秒的动作，向左移动5秒，向右移动5秒。我们之所以特别选择这个动作，是因为迈克尔的共振频率是每分钟10次呼吸。研究表明，我们可以通过运动来诱发共振，其共振频率与我们在静息时相同。"手臂放松，脚步迅速"的暗示语帮助他专注于过程而不是结果，这能够让他感到精力充沛，并准备好参加比赛。

在压力大的时候，你希望能够使用多种工具来实时改变你的生理状态。为了把你的目标变成现实，除了呼吸，你还需要使用你最喜欢的心率变异性策略，以实现这些生理上的结果。

优化策略：用"转移心念"释放内心的幽灵

上周，我们练习了与你内心的幽灵连接，在吸气时感受深层的压力来源，然后在呼气时将其从你的身体中释放。这为下一步做好了准备：利用"转移心念"提前调节好你的神经系统，去感受释放必然会带来的理想状态。要做到这一点，你需要在每天呼吸练习的最后 3 分钟练习"转移心念"。

第一步：舒展内心。在第一组的 5 次呼吸中，将注意力集中在你想要释放的压力源（比如控制或实现完美的欲望）上，然后在呼气时通过口腔释放出来。

第二步：清理思绪。接下来，在第二组的 5 次呼吸中，将注意力集中在吸气时感受清新的空气和呼气时空气离开口腔的感觉上。

第三步：转移心念。在最后的 5 次呼吸中，吸气时与所期望的状态（比如平静和自信）连接起来，呼气时释放内心的幽灵。

每次这样做，你就开始了一个转化性的生理过程，允许自己把心脏转移到想要的状态。"转移心念"技巧对那些使用之前的呼吸训练技巧而无法摆脱的压力源特别有帮助。

健康要点：恐惧

"转移心念"对有恐惧症的客户也有帮助，即使是那些已经影响了他们生活几十年的恐惧症。

我的客户亚历克斯害怕飞行。她会在乘飞机旅行前两天晚上开始感到恐慌。这不是轻度的焦虑：她会出现偏头痛，胃会不舒服，她会感到身体僵硬，好像不能动弹一样。有一段时间，她完全放弃了坐飞机，而是选择坐火车去探望朋友和家人，即使这意味着要多10个小时。她花数年时间尝试了许多不同的干预措施，包括针灸、催眠疗法、冥想和认知行为疗法，但都没有得到什么缓解。

亚历克斯来找我的时候，我们把她与乘坐飞机有关的偏头痛定为最需要被解决的症状。在最初的几个星期里，我们专注于在呼气的时候把头痛的感觉呼出去，事实上，她和我反馈说，第 4 周头痛的严重程度有所减轻。第 5 周，她问我是否可以为她即将到来的旅行做准备，我建议她尝试一下"转移心念"来教她的心脏在飞行前的两个晚上和飞行当天如何表现。我们的计划看起来每晚都不一样，5-5-5 呼吸技巧能帮助她将预期的压力反应转移到如下的理想状态。

在飞行前的两个晚上，亚历克斯开始对飞机起飞前一晚无法入睡感到期待性焦虑，也就是她对即将到来的焦虑感到焦虑。她的目标是让身体做好睡觉的准备。在"转移心念"呼吸练习中，她专注于从焦虑转换到平静的状态。

在飞机起飞前的那个晚上，她开始担心可能出现的偏头痛和其他身体症状，这些症状在她登机时经常出现。她的目标是让身体做好准备，摆脱飞行前一晚的恐惧，对登上第二天的航班充满信心。在"转移心念"呼吸练习中，她专注于从恐惧的状态转换到平静和自信的状态。

飞机起飞的那天早上，亚历克斯对登机感到越来越焦虑。她担心自己在飞行中会感到失去控制，出现越来越强烈的恐惧感。她的目标是登上飞机，在到达目的地时保持镇定，感到一切尽在掌握之中。在"转移心念"呼吸练习中，她专注于从恐慌感转换到对自己身体的控制感。

虽然亚历克斯还是有些焦虑，但她10年来第一次上了飞机。在飞行前的两个晚上，她也能睡个好觉。她在登机时出现了轻微的偏头痛，但她说这是可以控制的，她可以通过在登机廊桥上使用共振呼吸来防止疼痛加重。

为了帮助她驾驭乘飞机出行的感觉，亚历克斯和我开发了一套包括各种焦虑管理工具的飞机出行计划。

◆ 用腹式呼吸来固定她的注意力，增强活力。

◆ 翻看手机上预选的照片，这些照片会激起她的喜悦之情：尼亚加拉瀑布的夏日游泳之旅；她蹒跚学步的孩子在客厅里跳舞的样子；最近她的丈夫给她的惊喜——40岁生日庆祝会。

◆ 在脑中默念积极向上的暗示语（"我以前就这样做过，我可以再做一次，我可以控制自己的身体"）。

◆ 在飞机上与旁边的人交流，或者在需要的时候与空乘简单地闲聊或请求帮助。

在飞机旅行后的练习中，亚历克斯告诉我们，让她吃惊的是，她在飞机颠簸之后只需要使用一次这个方法就能让自己平静下来。她说，在使用了焦虑管理工具后，她能够减少自己的焦虑感，使自己回到基线水平，甚至进入一种共振的状态（她不需要向任何人求助来控制自己在飞行中的情绪）。这对她来说是一个巨大的成功！此外，随着她重新掌握了乘坐飞机的能力，她对自己承担其他风险的能力也有了信心，比如在公众场合演讲，而这些都是她一直在逃避的。

有什么问题吗

"我是如何感受记忆而不是在认知上思考它的?"

"转移心念"的目的是重新与在特定的经历中产生的感觉或感受——也就是心脏的生理记忆建立连接。然而,许多人试图通过重建产生平静或快乐等情绪的认知记忆来恢复这段记忆。这是很正常的想法,但它不会触发你的自主神经系统,使你的心脏释放消极的生理记忆。要重建内心体验,请专注于你在特定时刻的内心感受。练习时,我经常让我的客户考虑他们何时在生活中感受到巨大的爱、感激或神奇的事情。选择一个你爱的人,把自己带回到你们两人第一次真正连接在一起的那一刻。那一刻你的心情是怎样的? 你是否感受到信任感、乐观、放松、充满希望或重新振作? 你的内心是否告诉你,这是一个你想了解的人? 秘诀是先和你心中的感觉连接起来,然后看看这种感觉会把你带到哪里去。让身体先去感受记忆。如果你的大脑开始接管并试图唤起你已经储存在大脑中的经历记忆,提醒自己逐渐重新将注意力放在心脏上。

第 5 周行动计划

1. 继续每天两次、每次 20 分钟的共振呼吸练习。每次呼吸练习最后 3 分钟时做"转移心念"。你可以选择从消极的状态转换为积极的状态，或者你可以选择释放一个深深藏在心底的幽灵印记的东西（例如控制的欲望），并转向你渴望的状态（例如平静的自信感）。（是的，这和前几周稍有不同，前几周你用最后 5 分钟来练习那一周的特定技巧。但本周 15 次共振呼吸平均需要 3 分钟。）

2. 在一个已知的压力源（比如重要的会议、演讲、体育比赛，或者面对某个恐惧症）要发生的前一天晚上和当天早晨做"转移心念"。或者，当你遇到难以释怀的外部压力时，立即用"转移心念"。例如，如果有人的评论激怒了你，练习"转移心念"，让愤怒释放，将注意力集中在平静、自信的自己上。

3. 练习用"转移心念"释放内心的幽灵。你可以选择添加音乐、照片，或暗示语来提升你的心率变异性练习效率。

第 9 章

第 6 周：掌握情绪转变

身体韧性的生理学

超级马拉松选手考特尼·道沃特（Courtney Dauwalter）经常一次跑 100 多英里[⊖]。¹ 2017 年，她用 2 天 9 小时 59 分钟完成了 Moab 240，这是一场 238 英里的比赛，途经犹他州的偏远地区，她比第二快的选手（男子）快了 10 小时。2018 年，她在 Big's Backyard Ultra 中跑了 279.2 英里，在那场比赛中，参赛者必须以每小时 4.16667 英里的速度循环跑完全程，最后还能坚持的人就是冠军。

⊖　1 英里≈1.6 千米。

考特尼·道沃特知道什么叫痛苦。

有时她会出现幻觉。(你好，躺在吊床上的豹子。)

她会因为胃不舒服或髋部无法活动而停下。

尽管如此，她还是继续参加比赛，寻求更多胜利。

我问这位 35 岁的运动天才，她的身体素质和精神韧性的秘诀是什么。

她告诉我："保持积极，和自己沟通，继续专注于前进，这些都是我克服困难的方法。我经常对自己说，'你很好，这很好'。这是一种防止自己恐慌的方式，同时提醒自己以前也遇到过这种情况，只要勇往直前就好了。"

对了，她还做了以吊床上的豹子为主题的 T 恤。

我们生活中有一个东西一定会出现，那就是压力。然而，我们大多数人缺乏应对压力事件的具体策略，无法在应对眼前的情况之前，巧妙地从消极的内心状态转向积极的内心状态。这种技能可以被定义为"韧性"，即从逆境中恢复并坚持实现目标的能力。[2]

就像从受伤中恢复需要肉体的韧性一样，我们也需要情绪或心理上的韧性来从大脑所感知的压力源中恢复。[3]这种能够成功克服困难的能力被认为是整体幸福感强弱的一个预测因素。心理韧性对于减少或防止毫无益处的压力反应（如焦虑、烦恼、沮丧和不耐烦）也是必要的。[4]

更高的静息心率变异性与在逆境中保持积极和自信能力的提高有关——这是韧性增强的标志，也是通过按需调整情绪来实现情绪转变能力的绝对关键。积极情绪（如爱、感激和敬畏）会拓宽人的注意力和思维，并引发情绪的螺旋式上升，使人在未来获得更大的幸福感。这听起来令人难以置信，但当研究人员调查了 142 个国家，超过 15 万人后，他们发现积极情绪比无家可归、饥饿或不安全感对健康造成的影响更大。[5]

想想看，积极情绪是很强大的，它足以抵消贫穷、缺少食物或更糟的情况对健康的影响。

研究告诉我们，能够随心所欲地产生积极情绪的人，在经历压力后也会表现出更快的心血管恢复速度，因此能够更快更容易地将神经系统的情况恢复到基线水平。[6]然而，当积极情绪不足时，你会陷入困境。你失去了情感的灵活性，在消极的思维过程中变得短视，心律变得不稳定，表现出心率变异性降低的趋势。

这周，我将介绍一套系统，用于发现和获取你内心的积极体验，以增强心理韧性。这个训练将帮助你灵活地驾驭工作、人际及恋爱关系，以及运动和家庭中的挑战。这个过程的目标是教会你通过你的心而不是你的身体来连接记忆，并由此培养出一种积极的内在状态。在练习中，我把这叫作"心绪转变"（Heart Pivoting）。你将练习在压力期间与积极记忆连接，这样你就可以成功地从焦虑、恐惧和愤怒转变到你所选择的积极情绪。

心绪转变：训练自己从消极的情绪状态
转变到积极的情绪状态

要掌握情绪转变的艺术和科学，理想的做法是分四个步骤进行：生理回忆、增加可及性、弥合差距和心绪转变。

开始之前，让我们花一点时间来讨论非评判的概念。我很快就会要求你以一种非评判的态度来探索自己的情绪。如果你曾经尝试过冥想，却发现走神了，你可能会为此责备自己，想着"我不会冥想！我一直在走神"。但如果你跟随冥想教练学习，你首先学到的就是，走神并不是一件坏事，它只是发生的一件很普通的事，即使是对最经常练习的冥想者来说，也不应该以轻蔑或羞愧的态度看待走神。你只需要观察它本来的面貌就可以——"哦，我的思绪开始飘忽，有点走神了"——然后慢慢地让注意力回到当下。有些人可能会说，冥想的成功就在于能以中立的态度来看待自己的走神。通过练习，这项技巧最终会在日常生活中发挥作用，帮助你保持冷静，平息内心的自我批评。

使用"心绪转变"的过程中，当你唤起并接受情感记忆时，不评判的状态会培养你的开放性和好奇心。它能让你自由地探索从高度积极到不安等各种情绪。躯体体验，或在生理上与身体中情感事件相连接的能力，是建立在注意力调节和缺乏自我判断的基础上的。太多时候，消极的自我对话阻碍了我们进入积极情绪状态的能力，或者阻碍了我们进入理想的生理状态的能力。当你进行"心绪转变"练习时，试着把这种不评判的精神嵌入心里。

现在让我们探索每一步。

第一步：生理回忆

让我们从回忆你生命中感受到爱、感激或敬畏的时刻开始。也许你记得在一个庆祝的场合，比如一个惊喜的生日聚会，高中毕业典礼，你的婚礼，或者当你第一次把孩子抱在怀里的时候，你被真正的幸福和爱淹没的感觉。也许，当你的配偶在一个重要项目中支持你，当教练为你在团队中提供一个职位，当物理治疗师帮助你在接受强化手术后重新走路时，你会感到非常感激。或者当你看到郁郁葱葱的景象，或者和家人一起去美丽的海滩或山区旅行时，大自然会让你产生敬畏的感觉。

这个阶段的目标是找出至少三个能引发你生理感觉的记忆。试着放下对这种情绪的认知体验，把注意力转移到内心对这种情绪的生理感受上。你的心是否感到充实和快乐？清晰和自由？强大和不可战胜？也许你感到了温暖、兴奋，或者一种希望的感觉。我把这种愉快的感觉称为"心灵印记"。在下一步，你将在共振呼吸的过程中与这个印记，也就是你内心对积极体验的记忆进行连接。

如果爱、感激和敬畏不是与你共振的情感体验，别担心，还有很多心灵印记可以尝试。例如，我的一个客户更喜欢把注意力放在他坐在屋顶平台上看星星时，心中感受到的无限可能性之上。沉着和自信是我的客户经常给予好评的另外两种特质。最重要的是，你选择的是那些刚发生时产生强烈积极感受的经历。在训练监测笔记部分中把这些记下来。

第二步：增加可及性

你确定了三个在你心中产生积极身体感觉的具体实例后，就可以建立一个练习策略来增加这些心灵印记的可及性，以便你可以随时随地与它们连接。你暂时只需要选择一个心灵印记，例如爱、感激或勇气。吸气时与你选择的心灵印记连接，呼气时释放压力。这是你本周每天两次、每次 20 分钟呼吸练习的最后 5 分钟要做的事情。

第三步：弥合差距

然后，试着在不带有感情色彩的情境下激活这个被选中的心灵印记，比如坐火车时、排队买东西时，或在等待电话时。在熟悉的、没有情绪化的环境中练习，会成为帮助你在压力环境中激活心灵印记的桥梁。看看你能否通过在吸气时关注你的心灵印记，呼气时释放压力，反复 10 次这个过程来改善你的心情。如果你能做到，就证明你有比较强的精神韧性。这一步需要练习，所以如果一开始你感觉困难或不自然，不要担心。

第四步：心绪转变

一旦你的情绪能从中性情绪转变为积极情绪，你就可以准备深入挖掘一下了。在舒适和安全的家中练习情绪转变是一回事，在现实中成功做到这一点是另一回事。它更具挑战性，因为你正在经历一种消极的内在状态。第四步是尝试将消极情绪转变为积极情绪，以满足特定时刻的需求。

找出你最喜欢的、常用的心灵印记。很多人都有一两个心灵印记，他们觉得这些心灵印记能在最短的时间内使他们进入积极状态。最常见的是他们对孩子或宠物的爱，他们在婚礼当天感受到的喜悦，或者是他们生命中最激动人心的时刻。

当压力发生时，试着在吸气时与你的心灵印记连接，在呼气时释放你正在经历的消极情绪（或无法帮助你达到理想表现的状态）。当你这样做的时候，试着保持不评判的态度。例如，在与合作伙伴或同事的紧张谈话中感到恼怒，或在漫长的一天结束时对抗疲劳，这些都是很正常的反应，不要因此责备自己。相反，在这些冲突时期，看看你能否从愤怒转向爱。在工作中挑战自己，让自己从压力中回归平静。在一天结束的时候，你能从疲劳感转变成精力提升感吗？

下次你发现自己情绪激动的时候，看看能否改变内心积攒的东西。

1. 在吸气时连接你的心灵印记以提高心率变异性。
2. 呼气时释放消极情绪。
3. 重复进行，直到你感觉到共振。

你会体验到什么

随着时间的推移和练习，在吸气时反复与你的一个心灵印记连接，会让你从你不想要的内在状态中转移出来，比传统地使用共振频率呼吸更快进入共振状态。它还会延长你感受共振的时间。当你能更加熟练地接触心灵印记，出现压力时你的身体会条件反射性地让你进入共振状态，而不是让你长时间地在压力中徘徊。

你会发现，你有能力更严格地调节自己的情绪。你将不再机械性地做事，不再出于自卫或无意识的思考而做出反应。你现在能更好地筛选出消极的想法，并尽量减少消极的情绪，比如怨恨、愤怒、嫉妒等。这些消极情绪对实现你想要的结果没有多大用处。与此同时，你可能会注意到自己内心积极情绪的上升，你会感受到爱、感激、好奇，这些情绪将帮助你实现目标。对许多人来说，这是改变了游戏规则，因为这允许他们更深入地参与到产生理想结果的情感中。你正在获得一种能力来选择你对各种经历、关系和表现挑战的反应，而不是让反应选择你。

为什么会发生这种情况

在吸气时与心灵印记连接，会放大你的心率增幅，这比单纯的常规共振呼吸能更快地让你进入积极的内部状态。激活这种积极的状态可以让你的心血管反应在热血沸腾的时刻更快地恢复到基线。从生理上讲，你能从压力中恢复得更快。

北卡罗来纳大学的心理学家芭芭拉·弗雷德里克森（Barbara Frederickson）博士和贝瑟尼·考克（Bethany Kok）博士要求 52 名成年人连续 9 周追踪自己的积极情绪（敬畏、感激、快乐），实验的结果完美地验证了上述观点。[7] 研究发现，被试在开始时的心率变异性越高，在接下来的 9 周内就越容易、越快地体验到积极的感觉。

你可能还会注意到自己的执行能力有所改善。当心律不稳定、紊乱时，相应的神经信号从心脏传到大脑的模式会抑制高级认知功能。这会阻碍人们清晰地思考、记忆、学习、推理和做出有效决策。相反，从心脏到大脑的信号模式越稳定、越有序，你的执行能力和整体认知功能就越强。

情绪转变的力量

布伦特是一家《财富》世界 500 强公司 37 岁的首席运营官，他正在寻求帮助，以灵活应对工作压力。由于担心自己能否在 40 岁生日前达到预期的最佳表现，他释放压力和消极情绪的能力受到了影响。所有这些都影响了他体验心流的能力。他陷入了一种令人窒息的紧张状态，肌肉紧绷，心思集中在工作的非核心方面，而不是大局，他的信心也因为担心自己不完美而减弱。他希望在与员工交谈时能毫不费力地表达自己的想法，在公司讨论中能冷静地与员工交谈，然后在下午的董事会会议上，能够沉着冷静地对他的公司的表现做一个经过深入思考的、有条理的总结。

我们的目标是帮助布伦特学会在共振呼吸过程中快速转换情绪状态，因为我们知道这种技能最终会在工作压力大的时候发挥作用。在最初相处的几周里，我们开始探索他对工作压力的消极记忆和积极记忆，以及任何相应的生理感受。我鼓励他以客观的态度去做这件事。

在第 4 周，我们确定他的幽灵印记是在 40 岁之前取得一定程度成功的压力；在第6周，我们专注于积极情绪，比如冷静沉着的感觉，布伦特希望自己能在工作中体验到这种感觉。为了帮助他稳定地感受这些情绪，我让他描述一下生命中感受到爱、感激或敬畏的时刻。他的回答很直接：在大自然中度过——在大堡礁潜水或在阿斯蓬滑雪场滑雪。当他谈到这些经历时，我可以看到他的心态有了明显的改善。他的心情豁然开朗。精确定位自己的心灵印记有助于他在工作中遇到危机时，挖掘自己希望感受到的积极情绪：平和、冷静、自信。

布伦特开始练习共振呼吸，将心灵印记与吸气相结合，并在呼气时放下他对成功的自我压力。他在家里每天两次呼吸训练的最后5分钟以及在焦虑的时候练习这个。他也开始能够接触到自己的心灵印记，在工作中摆脱消极思维和担忧。最终，布伦特计划在工作压力大的时候与自己的心灵印记连接。布伦特说，有了如何在怀疑和焦虑的关键时刻转变情绪的计划后，他能够以权威的姿态主持下午的董事会会议，并能够在压力来临时更深入地与团队合作。

控制你的心律来摆脱困境

劳伦在全球知名的舞蹈团担任首席舞者已有21年。舞蹈带给她的感觉让她感到生活幸福，自由自在。作为一名专业舞者，她很感激能被委以重任，把其他人带到一个充满魔力和奇迹的地方。

然而，在几十年的表演生涯之后，这份给她带来快乐和满足的心爱的工作，却因为要求过高、高度竞争和来自各方面的批评（她内心开始出现一个恶霸，总在她表演中细数她的错误）而变得肮脏不堪。劳伦开始在舞台上做某些动作时发抖，她发现自己竟然很难完成以前表演过几百次甚至上千次的动作。她开始服用抗焦虑药物来镇定，虽然她在自我肯定和积极想象方面取得了一些成功，但她说，她一直有"大脑在和身体对抗"的感觉。她说："我想使我的舞蹈技术得到更多的提升，使我在舞台上感到更自由、更有力量，但我仍然感觉自己毫无防备，十分脆弱……自我批评在欺负我，干扰我在舞台时的表演能力，夺走了我渴望的表演体验和满足感。我的神经在摧毁我。"

作为一名舞者，劳伦对自己身体的智慧非常有信心，她需要也希望能够再次相信它。

她每天练习两次共振呼吸，每次20分钟。在我的办公室里，我们使用生物反馈设备进行观察，发现她的心率和呼吸开始变化，成为她可以指挥和控制的机能。我们记下了她的一些心灵印记，其中最强烈的是她童年时对舞蹈的热爱——她在运动中感受到的自由和快乐。劳伦在上台前就开始使用"心绪转变"，将内心与她想象的年轻的劳伦所感受到的强烈自豪感和成就感连接在一起。她也在表演时练习"心绪转变"，吸气时与自己对舞蹈的热情连接起来，呼气时释放自己的紧张和内心的批评。随着时间的推移，她开始感到的紧张焦虑转变为一阵阵的兴奋，就像她的心和她的艺术之间有一种身体上的联系。劳伦似乎开启了一种古老的能量，现在可以充满她的身体。

通过大量的努力和付出，劳伦能够回想起她童年时对舞蹈的热爱，并在需要的时候唤起它，以帮助她感觉更自由，与身体的连接更紧密。她也不再需要药物治疗，因为她的焦虑基线水平降低了，而且她可以通过呼吸控制短暂的消极情绪。

优化策略：每天稍微练习一下"心绪转变"

每天尝试一下"心绪转变"是应对压力的一个很好的方法。这是在你每天两次、每次 20 分钟的共振呼吸练习之外进行的。我让客户从练习 10 次"心绪转变"开始，一天 3 次，吸气时与积极情绪连接，呼气时释放消极的情绪或状态。建议你在特定时段切换心灵印记。你可以将"心绪转变"与特定时段的情绪需求相匹配。你可以试着在早上带着感恩的心情（帮助你规划新的一天）来练习；在下午带着勇气或坚持不懈的状态（对抗下午三点的消沉）来练习；并且在晚上带着平静的感觉（放松下来）来练习。

这个简单的练习方法有如此强大的效果，真是让人感到不可思议。我的一些客户在这样练习几周后，减少了抗焦虑和抗抑郁药物的使用（更多信息请参见下面的"健康要点"）。每天 3 次重置你的身体，以优化心率变异性，以及灵活处理消极情绪并拥抱积极情绪的能力。

健康要点：抑郁

　　心脏健康和精神健康是密不可分的。看看所谓的心碎综合征，即伴侣去世后，丈夫或妻子发生心脏不适，甚至致命性心脏病的可能性增加。心率变异性在这里起了作用。研究表明，在伴侣死亡后的 3 个月里，与未丧偶的伴侣相比，正处于悲伤顶点的丧偶者，其心率变异性更低，血液中炎症标志物的比例更高。[8]

　　心率变异性与抑郁症的联系可能有两方面。一方面，自主神经系统失调可能影响一个人患抑郁症的风险；另一方面，抑郁症可能会使神经系统失调。[9]发表在《美国医学会精神病学杂志》（*JAMA Psychiatry*）上的一项新研究发现，前一个方面可能会更强，这表明培养更高的心率变异性可以为抗抑郁提供一些保护。[10]这并不意味着心率变异性高就能消除抑郁的可能性；仅仅意味着我们可以把低心率变异性视为抑郁的一个风险因素，类似于社会孤立或有精神健康问题家族史。

　　此外，最近的神经心脏病学研究表明，心脏能够分泌让人感觉良好的化学物质，如多巴胺、催产素和去甲肾上腺素，这些物质都有助于抵消抑郁感。[11]多年来普遍的共识是，这些强力化合物只由大脑释放，而心脏能够产生这些神经化学物质的研究成果在许多层面上都是令人兴奋的。这表明通过心率变异性增强练习来强化心脏，可能会产生轻微的抗抑郁作用。考虑到抑郁症的普遍性（超过 1700 万美国成年人至少经历过一次严重的抑郁症发作，还有数百万人有严重程度不同的抑郁[12]），我们有理由相信只做一些相对较小的调整，比如改善心率变异性，就有可能产生很好的结果。[13]

有什么问题吗

"我过去用来连接的积极记忆不再唤起我身体的任何变化。我现在该怎么办？"

听起来你在改变内在状态的时候在同一体验中陷得太深了，你需要让全身改变一下。在重复练习之后，记忆开始让人感到乏味，或者产生的生理变化不如开始时都是正常现象。对一些人来说，这甚至会让人吃惊：为什么我不能感受到我结婚那天的爱或者我第一次抱着孩子时的喜悦？

请放心，这不是一个值得担忧的问题，你还没有耗尽你的快乐记忆！你的身体只是需要关注一组新的经历。频繁地重复同样的记忆会降低它的效力。要解决这个问题，你可以专注于将情感记忆范围扩大到你所感受到的敬畏、喜悦、惊奇、感激、爱、和平或宽恕。为每一种情绪状态写下至少三条经历。当某段记忆感觉陈旧，或者你的身体反应没有产生相同的变化时，你可以与列表中的另一个经历进行连接。我建议每两三个月找一个新的心灵印记，继续扩展你的情绪管理技能。

第6周行动计划

1. 写下你生命中至少三次感受到巨大的爱、感激或敬畏的事例。这些是你的心灵印记。（使用训练监测笔记。）你是怎么知道你有这种感觉的？在这些情况下，你的内心发生了什么？将这种感觉与你的吸气相结合，会增加心率的幅度。

2. 继续进行每天两次、每次 20 分钟的呼吸练习。在练习的最后 5 分钟里，吸气的时候与你的心灵印记连接，呼气的时候释放压力。这被称为"心绪转变"。

3. 在白天练习调整你的情绪状态。当你注意到自己处于感到沉重的状态，或者抑制了你在最佳状态下的表现时，吸气时与心灵印记连接，呼气时释放消极的状态。重复这个练习，连续呼吸 10 次或直到你达到共振。

下一周前瞻

下周，也就是第 7 周，别忘了测量和记录你的心率变异性。

第 10 章

第 7 周：在压力下培养共振

想象一下，你是一名警察。你从事着一个压力大、经常面对危险的职业。你的工作是反复进入陌生的环境，在这种情况下，你所掌握的唯一信息往往是出现了威胁，有人的安全岌岌可危。你的工作环境往往以凶险的条件为标志：黑暗、令人惊讶的噪声、难以预测的人。你的职业与脆弱和不可预测性紧密相连。

这些压力源会以特别危险的方式影响你的工作。处于战或逃反应的状态时，你的身体会经历一系列的感觉扭曲（sensory distortion）。当血液被分流到你的大肌肉群（例如你在帮助追捕或制服疑犯）时，你的视觉范围会降低 70%，尤其是周边视觉。[1]对随时需要注意周围人动作的你而言，这并不是一个好兆头，[2]也不利于精确射击。[3]当大量的血液流动为你的跑步和其他大肌肉运动功能提供能量时，你的精细运动技能（比如需要用你的手安全地操纵武器或使用手铐的技能）就很难发挥。[4]让人头痛的是，在这种情况下，流向前额皮质（大脑中负责保留信息和存储记忆的区域）的血液及其含氧量会减少。[5]这可能会影响你在短时间内采取恰当战术动作的能力。

加拿大和芬兰的研究人员对生物反馈能否帮助警察调节他们的自主神经系统感到好奇，研究人员设计了一个研究方案，将特警队员随机分为接受和不接受压力暴露培训（set exposure training, SET）的两组，SET 使用想象中的压力源接触以及受控的真实压力源接触来训练人们在次优条件下的最佳表现。在这项研究中，SET 包括教授诸如可视化和生物反馈等技巧，对紧张情景的心理演练，以及增强感观知觉和控制呼吸的训练。[6]

经过 3 天的培训，被试被要求参与阶段性但又真实的危急事件场景，比如应对一桩谋杀案，案发地被可能有武装的嫌疑人占领（为了保证最逼真的细节，演员本身就是训练有素的警察，他们非常熟悉吸毒者或帮派成员对进入大门的特警成员的反应）。第二个场景发生在巨大的仓库里，场景中包括在黑暗走廊尽头打架的人、在门后迅速举起武器的人、人质危机，还有一个手拿无线电对讲机的人从侧面靠近，紧接着问"这里发生了什么"等场景。

研究的发起者朱迪思·安德森（Judith Andersen）博士和哈里·古斯塔夫斯伯格（Harri Gustafsberg）博士发现，接受培训组的被试"对情境的感知能力和整体表现都得到了显著提高，并做出了更多正确使用武力（射击/不射击）的决定"。SET 提高了警员注意到环境中潜在威胁的能力，消除了压力对周边视觉和回忆的消极影响。而且由于被试的心率变异性在整个研究过程中都受到了监控，研究者观察到，与对照组的被试相比，接受培训组的警员在整个测试场景中最大心率更低，并且在测试后恢复得更快。安德森和古斯塔夫斯伯格报告说，所有这一切都转化为警员保持个人最佳状态的能力，并能提高他们的表现，同时"让警察更能做出拯救涉事平民生命的决定"。[7]

除了让你对执法人员产生新的敬意之外，这个例子还说明了压力对人的深远影响。

在压力下培养共振是一种以心脏为基础的压力暴露训练方法，教你如何在次优条件下表现最佳。

◆ 有一位著名的音乐家，如果他看到别人对他表演的负面评论，就会觉得自己是个失败者。在我的办公室这样的一个安全、可控的环境下，我会让他大声朗读这些评论，并通过生物反馈设备监测他不断上升的心率。然后，他会通过练习10 次呼吸来减弱兴奋状态，之后减为 5 次呼吸，再之后减为 3 次；他实际上是在训练自己在更短的时间内释放压力。

◆ 一名职业棒球运动员，在比赛中，当观众嘲笑他时，他很难保持冷静。我们用录音机捕捉了一些实际比赛中的声音，然后在我的办公室里重放，让他试着放慢心率，并运用身体的制动系统。

◆ 一名网球运动员正在准备参加她的第一次美国网球公开赛。她从来没有在这么多观众面前打过球，也从来没有在电视上打过球。在我的办公室里，我们观看了她参加的观众最多的一次比赛的录像，同时让她与生物反馈设备连接。（那场比赛对她来说压力特别大，因为观众人数太多。）当她观看时，她的生理反应——心率激增，肌肉紧张度增加——就像她真的在比赛一样，她试图在观看时保持共振。

◆ 一名对冲基金经理对股市分分秒秒的变化产生了厌恶反应。他知道，在市场波动中保持冷静和沉着是很重要的——你不能让压力遮蔽你的客观性和决策。我让他一边看损益表，一边练习进入共振状态。

在压力下培养共振的目的是减少心血管对特定压力源的反应。随着时间的推移，这种反应性降低表现为，当一天中出现压力时、当处于最佳表现之际出现压力时，有更好的能力应对压力。

理解压力的生理机制

为了学会释放压力，对压力在体内的作用有一个基本的了解是很有好处的。这里简单回顾一下我们到目前为止讨论过的内容。

当我们发现引起我们注意的环境变化时，身体会释放出一系列精确剂量的激素，旨在为我们做好反应准备。呼吸和心率加快，我们可能会感到肌肉紧张，准备战斗或逃跑。我们的身体正在转变到受交感神经支配的状态，以便为生存做好准备。这种增强是正常的，是健康的神经系统的信号。

所以事实是，并非所有压力都是不好的。如果某种即将来临的危险真的存在，比如迎面开来的汽车或闻到的烟味，你希望这些生理变化能自动启动，而不受干扰。这叫作急性应激。

但我们知道，处理急性应激，并在事后完全释放的过程，人类并不总是成功的。鹿听到附近树枝的折断声后会进入警戒模式，认定没有威胁时就能把能量从神经系统中完全释放出来，而我们要恢复到平衡状态却不是很容易。常年紧张的工作或充满压力的家庭环境是重要因素。所以，大脑表现得好像威胁无处不在。皮质醇和肾上腺素持续分泌。交感神经系统仍然处于"开启"状态。这就是慢性压力。

但压力源是生活的一部分。工作中会出现戏剧性的事情，人际关系也不是一直都能让人开心的，总会出现一些阻碍。无论这些压力源多么恼人、令人沮丧或不愉快，我们都无法预防或避开。我们能做的是控制自己的反应。我们的目标不是消除压力，而是注意到被激发的压力，拥抱它，然后释放它。

斯坦福大学心理学家凯利·麦格尼格尔（Kelly McGonigal）博士在普及这一理论方面功不可没，她的 TED 演讲"如何让压力成为你的朋友"（"How to Make Stress Your Friend"）有 2000 多万次的播放量，[8] 她还出版了《自控力：和压力做朋友》（*The Upside of Stress: Why Stress Is Good for You and How to Get Good at It*）。麦格尼格尔说，当压力让人感觉失控、违背自己的意愿或没有意义时，最容易对身心造成伤害。[9] 这种心态、这种对压力的判断，已经被证明会促使人们采取有害的应对方式，比如变得拖延，使用酒精或其他药物，小题大做，等等。[10] 但是，当人们找到一种积极看待压力的方法时，也许是通过找出压力的意义，或者通过寻求朋友的支持，他们最终会转向更健康、更有效的应对方式，从而减少压力对他们生活的总体影响。[11]

麦格尼格尔还指出，在压力下释放一系列剂量精确的激素时，会出现一种名为 DHEA 的压力恢复激素。DHEA 是一种类固醇，可以增加神经可塑性，也就是让大脑有能力形成新的神经连接，学习新信息并重组现有记忆。换句话说，DHEA 可以帮助你的大脑在具有挑战性的环境中成长。[12]

麦格尼格尔对压力的看法，有助于我们理解在压力下培养共振这种做法奏效的方式和原因。接受我们对压力的反应有助于我们以更健康、更有效的方式应对压力。当我们在压力下培养共振时，我们就有机会在一个可控的、让我们感觉安全的环境中体验到压力源，这比在现实生活更容易操作。这类似于对神经系统进行力量训练。你每练习一次，就变得强壮一些，下一次在现实生活中遇到压力源的时候，你就能更好接受它，释放它。

这个练习的目的是减少心血管对特定压力源的反应，这些压力源会对你在人际关系、健康、工作、运动或生活中的最佳表现能力产生消极影响。它已成功地应用于急救人员、优秀运动员、执法人员等。它有助于减少你的心血管对压力的反应，同时不需要完全在临床状态下完成，并且非常适合达到最佳表现这一目标。

让压力成为你的朋友

这个方法的第一步包括选择一个你认为特别会让人出现调节异常的特定压力源。我们每个人都有外部压力源，这些压力会影响我们在最佳状态下的表现。虽然有些压力是相对普遍的——我们中的许多人往往会被时间、噪声或生活中的某些人触发压力，但我希望你能创建自己的个人压力源清单。发挥想象力，写出符合你需求的个性化清单。考虑尽可能多的压力源——那些在工作中、家里、日常通勤中、外出时的压力源。这些压力源会让你感到紧张、焦虑，或者只是感到常见的高度兴奋。如果可能的话，把这些压力源写在一张纸上（你可以使用本书后面的笔记）或者手机上，这样你整个星期都可以看它。这里有一些压力源的例子，可以帮助你开始思考。

- ◆ 交通噪声
- ◆ 检查自己的预算或每日收支情况
- ◆ 看到新闻或带有情绪的事件
- ◆ 听到人群的欢呼或嘲笑
- ◆ 收到负面的反馈

不要选择过于令人不安的压力源，比如过去的创伤。我们要做的不是临床干预，而是一种针对表现的优化策略。如果你有临床症状，请咨询你的健康专家。

这些压力源将成为你的新"朋友"。正如麦格尼格尔所建议的，你的任务将是向自己的压力靠拢，与它做朋友，抢走它破坏性的威力。

哪种压力似乎会经常消耗你的能量，或降低你执行所需任务或活动的能力？

第二个准备步骤的中心是确定你最得力的呼吸技巧来管理压力。至此，你已经学会了以下几种技巧：

◆ 专注于吸气和呼气（或者计算吸气和呼气的秒数）让心静下来。（第 1 周和第 2 周）

◆ 吸气时感受压力，呼气时释放压力。（第 3 周）

◆ 吸气时与伴随你的幽灵印记（过去的痛苦）的生理感觉连接，呼气时释放它。（第 4 周）

◆ 通过练习"心绪转变"提前为压力做好准备，它包括15次连续的呼吸，向你的心传达你想在当下如何应对。（第 5 周）

◆ 通过将吸气时的积极情绪与呼气时的消极情绪组合起来，提高心率变异性。（第 6 周）

选择你感觉最有效、最容易接受的呼吸技巧。哪一种能帮助你在最短的时间内达到共振？选择没有对错之分。我在前几章强调过，这是一个非常个人化的过程，你的喜好和性情将决定哪种技巧对你最有效。你可能喜欢在压力下通过数呼吸的秒数来让自己平静下来，而另一个人可能会觉得 10 次"心绪转变"在快速达到理想状态时更有效。选择你最喜欢的，这就是你用来缓冲压力反应的技巧。

在不同压力下培养共振

现在你已经选择了自己的压力源和呼吸技巧，是时候练习在压力下培养共振了。你可以在每天两次呼吸训练的最后几分钟练习这个技巧。它能以两种形式发生：想象和体内。顾名思义，想象阶段包括想象实际的生理压力源的影响，比如噪声、时间，或者看到某个给你带来压力的人；体内（in vivo）在拉丁语中是"在活物中"

的意思，指的是你让自己面对真实的压力。

在开始之前，把你目前的压力等级从1到10进行排列，1是最低的，10是最高的。然后选择对你最有效的呼吸方式，在这周每次呼吸练习的最后5分钟练习。

想象接触（约5分钟）

1. 花两分钟想象或讨论你所选择的压力源对情绪的影响。这样做会增加你的交感神经的活动。

2. 接下来，练习你喜欢的呼吸法3分钟。如果你选择了"心绪转变"，试着在吸气时与积极的情绪状态（比如平静和自信）连接，然后呼气，这样连续呼吸10次。如果你是通过呼吸释放压力，那就在吸气时感受压力，然后在呼气时释放它。如果选择呼吸15次，那就5次舒展内心，5次清理思绪，5次与理想的表现状态连接。

3. 检查一下自己。你是否处于共振状态？评估你目前的压力水平。你是否能在10次呼吸内将压力反应至少减少两个等级？

如果你还没有进入共振，可以再进行10次或15次呼吸（取决于你使用的技巧）。如果还没有进入共振，请尝试你在这一周学到的不同的呼吸技巧。

体内接触（约5分钟）

1. 用两分钟的时间观察、倾听或者接触你选择的压力源。

2. 当你持续接触压力源时，练习你喜欢的呼吸方式。

3. 检查一下自己。你感觉到共振了吗？你能降低自己的压力水平吗？当你接触压力时，你能多快进入共振状态？

成功的故事：约瑟芬

约瑟芬 42 岁，是一家律师事务所的合伙人。她的同事是一名非常聪明能干的律师，但他的声音让她觉得刺耳。她发现与他谈话时很难集中注意力，因为他的声音让她感觉心烦意乱，给她的身体带来了生理焦虑。

我们从想象接触开始。她会想象听到他在会议上或在她的办公室里讲话。我鼓励约瑟芬感受听到他讲话时的焦虑，然后释放它。她反复练习。

一旦她能够通过呼吸释放焦虑感，我们就开始渐进式的体内接触；她有一张从网上找来的他的照片，她会看着照片，回忆听他说话时的愤怒。两分钟后，她在看照片的同时，专注于自己的呼吸以达到共振。有几天，我们甚至尝试着在吸气时练习搭配积极情绪，比如感恩和尊重（心绪转变）。在那之后，我让约瑟芬在和同事开会的时候练习这个技巧。这不仅使她可以忍受和这个律师一起工作，而且几周后，她对他的心理认知也随着她生理上的适应而改变了。她很惊讶地承认，她甚至开始觉得他有些讨人喜欢。

你会体验到什么

学会在特定的压力源中引起共振可以抑制你的心血管反应。通过降低生理兴奋性，你在减轻外部环境对你先天能力的干扰程度。每次练习的时候，想象一下你正在削弱压力源劫持你的自主神经系统的能力。许多客户说，经过 10 天每天两次的练习后，他们感到压力源带来的压力减轻了（在每次进行 20 分钟呼吸练习的最后 5 分钟，练习"在压力下培养共振"）。

这周你可能还会看到认知功能的改善：你会变得更专注、更有条理，筛选出多余想法的能力增强，认知更灵活。这可能是由于流向前额皮质的血液量不需要增加。在执行功能大类下的许多技能中，筛选出多余想法的能力是特别值得注意的。心率变异性提高了我们的执行能力，也增加了我们忽略侵入性想法和冲动的能力，就像纱窗让新鲜空气进来，却能挡住虫子。我曾经合作过的一个客户想出了一个有趣的比喻。在这次训练之前，他说："就好像我的大脑里有一群松鼠在跑来跑去，我追逐它们，想让它们离开。"在他能够控制自己的心血管反应后，他学会了如何停止追逐那些松鼠，只是忽略它们。当你不追逐这些松鼠时，你可以在压力下快速做出更好、更明智、更有效率的决定。

压力

　　有一种有点令人愉悦的压力，被称为积极压力（eustress），当我们的压力激素爆发（特别是皮质醇和肾上腺素）以回应我们认为愉悦但仍然有点害怕或让神经紧张的事情时，就会出现这种令人愉悦的压力（想象一下第一次接吻，去陌生但令人兴奋的城市或国家旅行，在新房的抵押贷款上签下名字，或者过山车缓慢向上爬时的"咔嗒咔嗒"声）。我们的大脑以积极的方式感知这些短暂的压力激素的爆发。事实上，它们能提升大脑当时的功能，使我们的注意力更加集中，让我们更有活力。

当压力达到峰值时的优化策略

你会在下面看到四种附加的策略，这些策略都是让你在准备应对压力高峰期时使用的，比如期中考试、财报季、纳税截止日期、竞争性事件等。如果你知道自己将经历一段（两天或更长时间）高度紧张的时光，你需要主动将这些策略插入到日程表中。第一个是解决认知方面压力的比赛日时刻（Game Day Moments），第二个是生理上的"能量转换"（Power Pivot）。第三个和第四个分别涉及睡眠和生物反馈。

比赛日时刻

每天一次，我想让你练习培养对突然出现时的压力产生共振：如环境中令人心烦意乱的噪声，电视上令人沮丧的新闻，同事桌上的一盒甜甜圈，会激起消极情绪的某人的照片。当你发现压力源时，用它来鼓励自己，而不是逃避。你可以这样想："这就是我一直在练习的。这是我的巅峰时刻。今天由我做主。我能搞定。"然后向压力源靠拢，使用你喜欢的呼吸技巧（见161页），看看能否降低压力水平。你刚才在接触压力源时，能否进入共振？

使用你的能量转换

每天3次，每次用5次"心绪转变"来增强心血管反应能力。这是一个更短但仍然有效的小型"心绪转变"。当你的压力源出现时，在吸气时与你的心灵印记连接来提高心率变异性，并在呼气时释放消极情绪。这样做会帮助你产生尽可能多的、让你感觉良好的神经递质，以缓和焦虑，减少压力对你的生理影响。我的客户还说，白天的能量转换能帮助他们在晚上睡得更好、更沉。

睡眠因素

睡眠是决定你能否在最佳表现时应对压力的最重要因素。睡眠不足会导致高血压、糖尿病、记忆力减退、嗜食和体重增加。你每过一夜都会欠下一笔睡眠债。大多数成年人每晚需要 8 小时的睡眠，所以每天只减少 1 小时的睡眠时间，持续一周，就相当于少睡一整晚。

为了让自己在合适的时间上床睡觉，请创建一个令人愉快的、平静的睡前例行程序，并在每天晚上遵循。孩子们喜欢睡前程序，因为它们具有舒缓身心、让人觉得安心的特性，你也一定会喜欢。把所有的科技产品都收起来，这绝对是让你的大脑放松到昏昏欲睡状态的第一步。洗个热水澡也能促进睡眠。虽然一开始它会稍微提高你的体温，但当你走出浴室，脱下浴巾时，你的体温会下降，向大脑发出"该睡觉了"的信号。（确保从洗澡结束到你预定的睡觉时间之间有一小时左右，让你的体温有下降的时间。[13]）其他一些值得变成睡前习惯的事还有：小口喝不含咖啡因的热茶；坐在摇椅里摇晃；听轻音乐；调低室内温度；和你的伴侣拥抱。

说到伴侣，如果你和另一个人同床共枕，可以考虑制定一个睡眠协议。讨论可以使双方恢复精力的睡眠方法。这可能包括采取措施处理打鼾（用耳塞），对温度感知的差异（用各自单独的被子），不同的睡觉时间。如果你无法说服"夜猫子"伴侣帮你关灯，或许伴侣可以提前做好睡觉前的准备工作，比如刷牙、调整枕头等，然后尽可能安静地上床睡觉。偶尔分床睡也是可以的，如果能让你得到更好的休息，甚至可以说分床睡是有好处的。

善待压力，解除压力

凯西是一名30多岁的公关人员，当客户离开他的公司去找其他公司时，他会过度情绪化，过度自我批评。尽管客户离开这类情况在公共关系行业中相当普遍，但他还是忍不住认为这是针对他个人的行为，随之而来的消极的自言自语足以引起他严重的胃痛。

我们的第一步是讨论压力源，以及它所引发的尴尬，时间为1分钟。这样做提高了凯西的共情能力。接下来，他练习了"心绪转变"，这是他最喜欢的呼吸技巧，在吸气时保持镇定和自信，在呼气时释放对失败的恐惧。凯西非常擅长引起共振，所以当我看到他的基线心率在这个练习中减速了10次时，我并不感到惊讶。

然后，我们拿出了凯西最近收到的一封客户发来的电子邮件，在这封电子邮件中，该客户说她要把业务交给其他公司去做。这封邮件通过电脑屏幕显示。凯西盯着它看了一分钟，阅读提高了他的唤醒度，表现为心率陡然上升。我让他做情绪转变，他能在10个呼吸内产生积极情绪吗？他能像想象中的接触练习那样，至少把心率降低10次吗？为了做到这一点，他练习在凝视信的同时感受他对妻子的爱。

就在这一周，也就是第 7 周，凯西开始注意到胃痛有所减轻。到了第 10 周，他胃部难受的频率也降低了。根据需要控制情绪状态的能力也开始在他生活的其他方面发挥作用。随着自信感的增强，他开始招揽到了新的客户。他管理恐惧的能力不仅提升了他的自信，而且根据凯西的说法，还帮助他更快地建立关系并加深了关系。

有什么问题吗

"这种训练会自动转移到其他压力源或压力类型上吗？"

在压力下培养共振的练习是针对特定任务的压力源而言的，即客户不再合作时，公关人员需要寻求帮助，调整心态；网球运动员需要得到帮助以便在大批观众面前发挥好。随着不断练习和投入，你可能将逐渐注意到这种效果会开始影响一般的压力源，但是可能不会影响到其他没有经过训练的特定压力源上。你渐渐可以自由地应对新的压力。等你能够在 10 次或更少的呼吸中产生共振时，你就可以尝试消除另一个压力源。

记住：这里的目标不是永远不会感到压力。这样做的目的是帮助你减少压力反应，然后在面对特定的压力时可以更快地释放。

用视频来强化生物反馈

如果你有生物反馈设备，可以在观看自己的视频时通过追踪心率变异性来进行启发性实验，特别是当视频显示你的表现不佳时。

你观察自己的时候，你的生理机能会马上模拟出你可能在现实中经历的压力反应，就好像你在重新体验它。（同样的现象也解释了为什么铁杆球迷会对自己喜欢的球队失利有非常强烈的情绪反应，就好像他是真正的球员一样。）

你可以通过移动心率追踪设备来追踪心率变化，也可以做得更复杂些，利用生物反馈设备追踪你所有的生理状态，包括肌肉紧张度和大脑反应；或者你可以简单地在观看视频时看自己的心率何时加快。注意你的心率加快的时间，并记下这些时刻。然后回去练习在这些时刻或之前进入共振状态。例如，如果你是排球运动员，正在观看一段自己即将扣杀球的视频，那么在视频中的你举起手臂扣球之前，你要练习用"心绪转变"进行 3 次呼吸。或者你在演讲时讲了一段看似幽默的逸事，但听众没有反应，这让你感到不舒服，你要通过呼吸缓解这种尴尬带来的压力。与前面讨论的技巧一样，本技巧的目标是训练你的生理机能，以在预期的压力源中诱发共振，训练你的神经系统，使其在某种程度上有利于你未来的表现。

有什么问题吗

"我通常很容易睡着，但会在半夜醒来，无法再入睡。"

你发现自己在凌晨 2 点盯着天花板发呆，无法再次入睡，这是个常见的问题。半夜醒来并难以入睡是最常见的失眠症状之一，[14] 建立一个"如果我醒来睡不着怎么办"的参考表。10 分钟共振呼吸能给午夜再入睡计划打个好基础，其他练习也可以一点点加入。当压力增加时，把其他练习加入你的策略中，以减少交感神经系统的活动。以下是一些让你开始恢复睡眠的方法，请按照我建议的顺序去尝试。

如果你无法入睡超过 15 分钟，那就起来；你不会想把你的床和一个不安定的地方联系起来。你最好完全离开卧室，在沙发上开始你的午夜再入睡计划。

读一些和工作无关的东西，直到感觉昏昏欲睡。

听一些舒缓的音乐。

看一个能让你微笑的节目。重要的是要选择一些快乐和轻松的东西，并向你的身体传达一种有趣的感觉，而不是暴力或心跳加速的东西。笑能使人平静，并增强副交感神经的活动。

你可能会因为明天的团队会议而感到昏昏欲睡，但盯着时钟和沉迷于假设会阻止你的自主神经系统复位，从而将这些假设变成现实。我向你保证，即使你感觉自己晚上几乎没有睡觉，你其实也睡了一些。更有可能的是，你在不知不觉中有一段时间睡了。试着放下你的灾难性想法和紧迫感，不断提醒自己，"是的，我正在休息"。

健康要点：通过增加心率变异性预防 PTSD

7%～9% 的美国人会在人生的某个阶段经历创伤后应激障碍（PTSD）。[15] 对于退伍军人来说，这个数字甚至更高——15%～19% 的人会在某种情况下患上 PTSD。[16] 可以肯定的是，这些数字很高。不幸的是，生活在恐惧和暴力环境中的人可能并不少。是什么让这 7% ～ 9% 的人更容易患上这种以回想、噩梦、过度警惕、失眠、侵入性思维、愤怒爆发等症状为特征的疾病？[17] 如果整支部队都处于同样的压力源和经历中，为什么不是每个人都这样呢？是什么让一些人比其他人更容易受到影响？

科学预测 PTSD 易感性的能力相当有限，[18] 但美国政府正在积极调查心率变异性与 PTSD 之间的关系。[19] 自主神经系统失调被认为是 PTSD 的一个显著特征。在一项对 459 名双胞胎之一的男性退伍军人的研究中，患有 PTSD 的退伍军人的心率变异性比没有患 PTSD 的兄弟低 49%。[20] 正如官方的军事卫生系统（Military Health System）网站所言："简单地说，一个患有 PTSD 的人长期处于应激状态，就像一台长期怠速过高的发动机，过了一段时间，发动机就会停止正常运转。"[21]

最新研究表明，战斗部署前心率变异性较低与部署后 PTSD 风险增加有关。[22] 换句话说，心率变异性和 PTSD 之间的关系有点像先有鸡还是先有蛋的关系。这代表了一个有趣的领域，有待进一步研究。以心率变异性为基础，旨在改善自主神经系统功能的治疗方法可能对预防和治疗 PTSD 有用。

第 7 周行动计划

1. 重新测量你的心率变异性。回顾你的目标（参考训练监测笔记），评估你目前的成就水平。

2. 列出你每天主要的压力源，选择你最希望改变的压力源。

3. 选择你最喜欢的呼吸技巧。

4. 继续进行每天两次、每次 20 分钟的呼吸练习。练习的最后 5 分钟尝试在压力下培养共振（想象接触或体内接触）。

5. 尝试其他的优化策略：比赛日时刻、能量转换、睡眠和视频强化生物反馈。

第 11 章

第 8 周：有关成功的生理印记

俄亥俄大学的神经科学研究人员想研究神经系统和肌肉力量之间的联系到底有多深。他们招募了健康的志愿者，每个人都同意将一只手从指尖到肘部以下用手术石膏包裹 4 周。一组志愿者被安排定期做心理意象练习，每周 5 天，每次 11 分钟，想象他们正在收缩手臂肌肉。注意，他们不允许实际收缩肌肉（事实上，能够测量肌肉对大脑信号反应的设备证实，没有出现肌肉活动），但他们需要思考如何锻炼这些打上石膏的肌肉。而对照组不做任何心理意象练习。

一个月后拆掉石膏时，与没有进行想象训练的志愿者相比，在心理上锻炼手臂的志愿者只损失了一半的肌肉力量。[1]

视觉化是一种极具价值的工具，想获得良好表现的人可以用视觉化来帮助训练和调整他们的大脑和身体，以达到最佳技能水平和能力水平。它很有效。当你想象自己正以最快的速度跑一英里或完成一份关键的演示文稿时，就像你在身体上正在进行这些动作一样，会刺激到大脑的许多相同区域。

1984年奥运会之后，研究人员发现，将视觉化技巧融入训练（比如在心理上预演他们期望的表现），会对奥运选手比赛时的表现产生积极的影响。[2] 从那以后，进一步的研究也有了类似的发现，心理意象对一切活动都有助益，能让排球运动员提高速度，[3] 达到更高的传球准确率，[4] 也能让跳高运动员更容易地跳过栏杆。[5]

一种流行的理论是，对特定动作视觉化会在大脑中形成新的神经模式，进而促进和增强脑肌肉功能。[6] 这种影响非常强大，非常深入人心，甚至有视力障碍的运动员也可以利用它来提高他们的成绩。[7]

用心去想象

想象一下，你打开一罐泡菜，吃一大口这种辛辣的咸味食品。现在在心里抿一口。你可能在流口水了，对吧？这是因为经过了足够的训练（或者你一直都在吃泡菜），你的身体就会学会对特定刺激的预期反应。

就像你的大脑并不总能轻易区分你想象中的事情和你身体上正在发生的事情一样，你可以训练你的心，使其将未来期望的成功或表现与现实等同起来。如果你能在未来的情绪状态真正发生之前，先在心中练习，就能减少或避免在压力下经常发生的麻痹状态。这就是以心理为中心的精神战胜物质。

这周，我将根据你希望在不同领域体验生活的方式，引导你进行一系列独特的视觉化练习。这样做是要让你体验（不仅仅是想象）自己在即将到来的重要事件中表现出最好的状态：毫不费力地完成工作中的一项任务；站在讲台上自信地做一次令人信服的演讲；准备向家人介绍一个严重的健康问题，但又想带着同情心和共情去做。你不只是在想象，你会在心里感到你必然成功，并把它记在心里，以备将来之用。这样做的目的是要抓住你未来的心流状态，你知道一旦你实现了目标，就会体验到那种状态，然后把这种状态带到此时此刻，使你的心脏状态达到最优。客户在我的办公室进行这种训练后，心率变异性和引起共振的能力都有所提升，效果非常显著。你将学会如何将不确定性或焦虑降到最低，并从生理上抓住并体验成功。

呼吸练习 8:
烙下有关成功的生理印记

第一步：你希望在未来一个月内实现的具体目标是什么？可以考虑的方面：事业或职业、家庭生活、社交生活、身体健康或恋爱关系。尽可能详细地写下你的目标（用训练监测笔记记录）。我的客户设定的一些例子包括：

◆ 在伴侣感到压力的时候，充满爱心和同情心地和她说话

◆ 在未来一年为我们的作品集提出至少 5 个创新的想法

◆ 去跑我的第一次马拉松

◆ 冒更大的风险在团队会议上说出自己的想法

第二步：现在，试着关掉你那专注于结果的大脑，进入你的内心。深入挖掘。实现目标后，你的内心会涌现出什么情绪？你的感受是什么？与第一步中列出的目标相对应的几个例子有：

◆ 连接、安全、信任

◆ 能量、热情、创造力

◆ 骄傲、释然、成就

◆ 自信、清晰、动力

在训练监测笔记中写下你实现目标后的三种情绪。这些就是你的印记。你的认知大脑可能会试图把你限制在头脑里，并告诉你："那些基于心的情感是愚蠢的、不可能实现的。"忽略它，只管写。放弃那些听起来正确或完美的东西。再问问你自己："达到这个目标后，我的心会是什么感觉？"真的，只要写下来，下次再思考。你能做到的。

第三步：在确定了你的三个印记后，你要花一些时间仔细思考这些印记。一次一种，让每一种情绪就这样留在你的心里，就像真的有人拉过一把椅子，在餐桌旁坐下来。探索情绪的能量，去了解它。留意这种情绪在你身边时的感觉，就这样与它共处。你可以花10 秒钟、1 分钟去感觉这种情绪，总之你舒服就行。然后依次引入下一个印记。

你的目标是让你的心活跃起来。你正在把你未来的生理状态，也就是实现目标后的感觉拉到现在。从生理学的角度来看，你是在定义你想要的感觉，并为你的身体提供一种直接的、具体的确定感。

潜在的挑战

第二步提到，你的大脑可能会干扰你的"心灵视觉化"，这被称为认知抗拒，是正常现象。当我们感到不确定或焦虑时，我们的大脑就像人在尝试一种新技巧时一样，倾向于引入怀疑的感觉。但这种不确定性和恐惧会影响我们视觉化的编码。心理生理学家斯蒂芬·波格斯博士的研究指出，安全感会优化我们的神经回路，这会为表现优化奠定基础（更多信息详见第10周的相关内容）。在你达到预期目标后，感受身体感觉的能力在某种程度上非常强大，是因为它给你的身体灌输了一种安全感。你正在让身体做准备，让它安心，告诉它将要发生什么，它会有什么感觉。这样，焦虑的不确定性就会减少，甚至消失。

当你真正了解到，在你达到目标之前，你可以训练你的心去感受未来的生理状态时，突破就来了。让你的心去感受你想要的未来的自己，你的思想和身体的其他部分也会随之而动。

展望未来，优化现在

赛斯最近搬到了一个新城市，开始了一份新的销售工作。他找了一套公寓，结识了一些新朋友，并开始在他的新城市里培养商业关系网。当我问他在接下来的 3 个月里有什么想法时，他谈到了一种渴望。他渴望找到一个朋友和同事的关系网络，他们有共同的兴趣，激励彼此去接受新的观点和挑战。为了实现这一点，赛斯觉得他需要在遇到新朋友时表现出真诚、弱点和勇气。但这让他感到恐惧。他曾患有社交焦虑症，而且往往担心别人对他的看法。他想知道怎样才能走出自己的舒适区，独自制订计划。

他认为必须接受自己的内在状态，以建立业务和生活伙伴的关系网络，但我们没有集中关注这件事，而是想象他实现这个目标后的感觉，即建立了联系和形成友谊后的感觉。他相信，最终的回报将是一种全方位的联系感、动力、灵感和共同的激情。在每天呼吸训练的最后几分钟，他练习体验这种未来的心境。这样的练习持续了几个星期。

令他惊讶的是，他感到社交焦虑显著降低。用他自己的话说，他觉得更有信心"把自己置于危险之中"，主动接触那些他觉得需要建立关系的人，并建议他们制订计划。他不再觉得必须等待能激励他的人来到他的生活中，而是开始寻找他们。他把这种新的解脱感和渴望感归功于他能够显化自己未来的心境，仿佛他已经实现了未来的目标。到目前为止，他已经建立了一个由三到五个人组成的小团体，他经常和这些人待在一起，并期待着未来能加深彼此之间的联系。

你会体验到什么

你会体验到焦虑、怀疑和恐惧等压力症状的减轻。在沮丧时刻，你通常会感到的僵硬、压抑、不确定或挫败感，可以通过常规的练习来消解。你的心灵印记被练习得越多，它们就越会转化为一种动态的状态来回应这个世界。就像学骑自行车需要大量的练习一样，到有一天突然就开了窍。要成功，印记就必须不断地被练习、练习、再练习，不过你很快就能将你的印记转移到一个基线水平的反应中，在那里，你更频繁地感受到这些情绪，而不需要大量有意识的思考。它不会让你能抵御所有类型的压力，但它会在你面临挑战时给你一个更强的缓冲，让你拥有更强的韧性。要将这些印记变成你从心底做出反应的新模式，你就要不断重复。如果你能感受它，如果你能不断练习，它就会出现。

学习和习得的速度因人而异。只要有足够的重复练习，你就能在不监控每一个小念头和身体动作的情况下顺利骑车。你做得越多，就会看到自己在无意识状态下的变化越来越多。所以，每当你发现怀疑自己的道路或无法进入共振时，请尝试根据需要来连接这些未来的心态。这个练习对于管理你一天中的严重焦虑或怀疑特别有用。

优化策略：激烈竞争时刻的内心视觉化

这是一个更有针对性的、多管齐下的烙下有关成功的生理印记的方法。它涉及在即将到来的表现事件（如赛跑、比赛、演讲或会议）的开始、进行中和结束时视觉化你的内心状态。在任何这样的表现事件中，人肯定要在不同的压力或压力状态之间切换。所以，你在准备的时候，要熟练地在不同预期的内心状态之间交替。每一种交替的内心状态都用来抵消相应的压力。你练习得越多，就越能熟练地在情绪之间转换，这样你可以在同等重要的不同时刻创造出最适合你的生理状态。

举个例子：我的客户黛米是一名户外田径冠军，擅长 1600 米，最近她发现自己在 400 米左右的时候很难摆脱人群，这时她刚开始在跑道上跑第二圈。我们开始预期她在那一刻想要和需要的感受。我让她倾听内心的声音，告诉我她想象中的感受。她说，她想象着 7 岁时的自己，那时她刚开始尝试跑步。她想象着 7 岁的自己看着成年的自己跑步，感到自豪和敬畏。于是，她针对竞争激烈的时刻使用内心视觉化，计划在比赛开始时，让自己小时候的感觉涌上心头。在 800 米（第三圈的开始）时，她开始感受到毅力和勇气。在最后的 400 米比赛中，黛米策略性地选择了"愤怒"和"暴躁"冲刺。赛季结束时，她给我发来邮件说，内心视觉化练习"给了我一种我没有意识到的自己需要的计划感。现在我跑步的时候更加自信了，因为我知道自己什么时候想要什么感觉"。

创建共振播放列表：
使用音乐来放大生理上的体验

听音乐、唱歌或演奏音乐是放大心率变异性，并引起较长时间共振的最常见方式之一。这是有道理的，因为音乐有自己的频率。某些歌曲的频率可以帮你改变内在的节奏，毫不费力地推动你进入共振。对一些人来说，特定的歌曲可能会引发共振，因为音乐的节奏符合他们的心跳频率。对另一些人来说，与一首特别的歌曲产生强烈的情感连接就足以产生一种效果。换句话说，歌曲可以留下积极的生理印记，而不是幽灵印记。

保罗·莱勒博士研究了佛教偈颂和赞美诗。几个世纪以来，人们通过这些偈颂和赞美诗进入出神状态。[8] 它们大多由 10 秒的节拍组成，我们知道这是最常见的共振的呼吸频率。某些现代歌曲也有类似的效果。这是许多人凭直觉发现的一个因素；我们会很自然地被那些能引起内心共振的歌曲所吸引，也会关掉那些给我们的神经系统带来压力的音乐。

到目前为止，通过观察你的生理状态和你的共振标记，你应该可以马上分辨出某首歌能否帮助你进入共振状态。这些歌曲是你在工作期间需要补充能量时自动播放的歌曲，是你在锻炼过程中为你提供动力的歌曲，也是帮助你放松的歌曲。英国研究人员让一些被试听关于城市的播客，一些人听法瑞尔·威廉姆斯（Pharrell Williams）的《快乐》（*Happy*），最后一部分人什么都不听，同样都以自己的速度走 0.25 英里。结果研究人员发现，听音乐的人比默默走路的人更享受锻炼的程度提高了 28%，比听播客的人提高了 13%。研究结论是：愉快的音乐有可能"引起更积极的情绪状态"。[9]

那么，这个训练就非常有趣了。创建一个共振播放列表。通过将一首或几首歌曲与你的心脏映射常规相匹配，你也许可以放大你的心率变异性。我的客户说，这使他们能够更快地编码和回忆未来的心脏状态。

你甚至可以创建多个播放列表来帮助你挖掘特定的情绪状态。当你需要额外的能量时，可以用其中一个播放列表，当你想要传递一种冷静的情绪时，就放另一个播放列表。没有固定的做法，只要歌曲能让你精力充沛就行。

如果音乐能打动你，那就好好利用它

19 岁时，斯宾塞已经是一名在全国能排上名次的网球选手了。他是一名训练非常投入的运动员，每天至少训练 3 个小时，他在课堂上同样认真，是个全优生。他还是一个狂热的音乐爱好者，尤其喜欢嘻哈音乐和流行音乐。我们一起研究他的一个弱点，那就是在比赛期间，他的心率往往加快，这是他努力比赛造成的。这常常导致斯宾塞由于受迫性失误而丢掉一分。

我们开始共振呼吸，斯宾塞专注于走向球场时想要的内心的感觉——平静、自信和轻松。在我的办公室里，他练习去产生这些情绪中的每一种，以帮助身体对心脏状态进行编码。一旦在生物反馈设备开始证实他能够在内心视觉化的过程中引起共振，我们就开始播放酷玩乐队（Coldplay）的歌曲《时钟》（*Clocks*），他觉得这首歌总能让他进入心流状态。在"心脏映射"训练中增加这个额外的练习，有助于放大他的平静和自信的状态，每一次重放，他都感觉到自己所期望的表现状态得到了提升。

斯宾塞继续在家练习，每天两次、每次 20 分钟的呼

吸训练结束后，再进行 5 分钟的酷玩乐队增强型内心视觉化训练。大约两周后，他报告说，《时钟》已经具备了一种几乎是巴甫洛夫式的特质——播放这首歌时，他感到平静和自由，而且不太关注结果。斯宾塞开始在去比赛的路上播放《时钟》，走进球场时还用 iPod 播放。随着他引出自己生理反应能力的提高，他在比赛中变得更加自信和冷静，也减少了在球场上受迫性失误的次数。斯宾塞告诉我，他把这些进步归功于感觉身体不再那么拘束，在压力下更能灵活地发挥自己的巅峰状态。

音乐共振

研究人员推测，母亲的心跳可能是我们对"音乐"的最初认识。[10] 在 9 个月的发育过程中，让我们保持平静的心跳会在我们出生后继续抚慰我们。在父母睡眼惺忪的时候，婴儿们拒绝睡在别人胸口的情况就可以证明这一点。事实上，我们知道，无论母亲是左撇子还是右撇子，大多数母亲都是把婴儿放在左手边，用左手摇晃摇篮，这很可能是一种进化适应，目的是让婴儿的耳朵靠近妈妈的心脏。[11]

有什么问题吗

"我只是不太会被音乐感动。我还能利用什么其他线索来放大情绪反应或增强记忆过程呢？"

没关系。有些人对特定类型的音乐反应强烈，但你可能是用不同的感官模式来获得积极的生理印记。气味是常见的一种。就像音乐一样，气味可以唤起共振或不和谐的状态，这取决于它在你心中的关联。当然，只要闻到一种味道，你的记忆就会涌上心头，这种味道可能是你的祖母在炉子上煨的鸡汤，也可能是你前任用过的香水。我敢肯定那段记忆不会只是涌上你的脑海，你在心里也感觉到了。你可能会把刚割下的草的味道或舒缓的薰衣草精油的味道与特定的心境联系起来，比如爱或平静的心境。使用这些气味可以帮助你更快地进入共振。有客户问我要我办公室用的精油加湿器的牌子。他们潜移默化地将气味与生活中的一段成长和觉醒的时间联系起来，所以他们买了一个放在家里或工作间中，以提醒自己的心已经走了多远，并继续催化和具体化他们的经历。

你也可以尝试使用视觉放大器——你需要观看鼓舞人心的图片或图像。我的一个客户是一位科学家，他发现凝视一张外太空的特定图像，并将其与可能性和实验结合起来，在头脑风暴研究问题列表时对他很有帮助。不用播放特定的歌曲，你可以使用特定图像来帮助你编码和进入你的心流状态。

健康要点：竞争性焦虑或表现焦虑

即使是最有经验的专业人士也会在重大事件来临前感到焦虑——人们害怕的是表现不佳。高压力环境导致表现下降的现象被称为压力下的"choking"，这是压力能强有力地控制我们行为的完美例子。[12] 一种被广泛接受的认知理论认为，与低压力的情况（如练习或彩排）相比，高风险会影响我们的工作记忆，也许会让担忧和胡思乱想占据宝贵的思考空间。[13]（工作记忆在我们日常处理、利用和记忆信息的过程中起着重要作用，是执行任务所必需的。[14]）

从生理学的角度来看，朱利安·塞耶的脑脊髓交感神经系统理论（neurovisceral theory）有助于我们确定心率变异性和前额皮质之间的联系。脑脊髓交感神经系统理论认为，动作麻痹可能是交感神经系统被过度刺激及副交感神经系统刺激不足的结果，致使前额皮质缺氧，损害了工作记忆。[15]显然，这使人的工作记忆处于不利地位。结果是什么？一个企业家准备向投资者推销他的新业务，结果脑子一片空白；一个大学三年级学生在GMAT考试中表现异常糟糕；女演员在颁奖典礼上忘记了自己的获奖感言；还有在2004年雅典奥运会上的一名步枪选手的案例中，这名选手获得金牌所需的最后一枪击中了对手目标的靶心。[16]

最近的研究发现，心率变异性基线水平可以预测高压环境下的工作记忆表现，这表明心率变异性训练可以预防压力下的"choking"现象。[17]而事实也确实如此：我在自己的实践中就看到了这样的证据。我与一支大学高尔夫球队合作时，有几个球员透露，随着他们在心率变异性－生物反馈训练方面的进展越来越快，他们不仅提高了击球距离和推杆表现，而且在课堂上也感觉到更加认真、更加清醒。许多人说自己的学习成绩有所提高。

我受到了这些结果的启发，也很好奇。我想要了解在生理机能上发生了什么，让他们能在从运动到健康再到学业这么多领域产生如此多的变化。他们的生理上是否有我们可以识别的变化？随着进入第二个学年，我在几次虚拟现实高尔夫练习中使用移动生物反馈监测设备来监测他们的心率变异性。我和同事发现，这些球员的心率在击打高尔夫球之前就出现了尖峰，这是一种正常的生理反应，但打完球后，他们的心率并没有回到基线水平，而是保持在较高水平。在一些球员中，心率继续上升。换句话说，他们没有恢复——他们的交感神经系统停在了"启动"的位置。在接下来 10 周的心率变异性 – 生物反馈训练后，高尔夫球员的心脏在击球前后的反应发生了变化。我们发现，他们击球前的心率在加快，但坡度没有前一年那么陡，说明心血管的反应性降低了。甚至更好的是，在击球后，他们的心率恢复到基线水平，并一直保持到下一次击球。真正让我兴奋的是：在我把他们的心率变异性结果透露给他们之前，有几个球员告诉我，他们不再那么容易被人际关系的压力所影响，也不再那么容易被学业所困扰。换句话说，他们在日常生活中体验到了让自己回到基线水平的能力，却没有意识到这是他们内心状态的直接反映。他们的心脏模式向我讲述了一个故事，这也印证了球员向我反映的情况：他们可以释然了。

第 8 周行动计划

1. 确定你未来实现理想目标后的三种情绪状态（把它们记录在书后的训练监测笔记上）。

2. 继续练习共振呼吸，每天两次、每次 20 分钟。在每次练习的最后 5 分钟里，练习"内心视觉化"，试着去感受你在吸气时希望感受到的未来情绪状态，在呼气时释放所有消极情绪。

3. 当你对能否实现目标感到不确定时，全天与你的印记连接，帮助你减少间歇性的焦虑或抗拒。

4. 对即将到来的表现事件开始、进行中和结束，用内心视觉化方法进行准备。

5. 对你的情绪进行编码，并在瞬间更快地回忆它们，在上述任何一个步骤中都可以加入音乐。

第 12 章

第 9 周：用你的心律来加强你的人际关系

在某种程度上，你可能会下意识地将自己的生理状态与另一个人同步。朋友和陌生人走路时都倾向于步调一致。[1]当我们看到别人打哈欠的时候，即使我们并不累，也会打哈欠。[2]不管我们是否意识到，我们的心率也会与他人同步。这种生理上的协调经常发生，特别是当我们接近一个我们关心的人或我们感到依恋的人的时候。如果你想知道为什么心成为爱的普遍象征，想想下面这些例子。

◆ 当两个相爱的人被放在一个房间里，他们的心跳会同步，他们开始以同样的时间间隔呼吸。[3]

◆ 在你痛苦的时候，被你爱的人抚摸能同步心率，缓解你的不适。[4]

◆ 两个人睡在一起时，他们的心律会有显著的互动——这足以让 2019 年的一项研究的作者得出结论，与伴侣同睡一张床"会连接两个人的心脏系统"。[5]

◆ 当母亲凝视她 3 个月大的婴儿的眼睛时，他们的心律可以在不到 1 秒的时间内同步。[6]

在过去的 8 周，你已经了解了心脏令人难以置信的各种生理能力：释放过去的伤痛，打破表现停滞状态，优化自主神经系统。这周，你将发现如何利用本书给出的方法来强化你的人际关系，创造更持久的纽带，并让你在出现压力或冲突的时候更好地控制情绪。这一点适用于所有的关系：恋爱关系、性关系、家庭关系、朋友关系、同事关系或队友关系，等等。可以将共振的力量注入你的人际关系中，就像许多与人际关系相关的事情一样，这一切都从心开始。

估算心率如何帮我们培养共情能力

我们的心跳不仅会塑造和影响我们的情绪状态；许多研究都支持这样一种理论：人们越容易准确地估算自己的心率，就越有共情能力。这是基于一种叫作感觉内感受能力（sensory interoceptive ability）的概念。内感受是对内部生理信号的感知，它不仅在生存中发挥作用（它使我们能够感觉到饥饿、疼痛和温度），在获取积极情绪，包括爱、情感和共情方面也发挥着作用。

在一项研究中，研究人员让被试观看社交互动的视频片段，目的是评估被试判断角色情绪状态的能力。被试被问了一系列问题，包括要求理解别人情绪的问题（"桑德拉是什么感觉"），不需要这种技巧的问题（"迈克尔在想什么"），以及一个对照问题（"那天晚上的天气怎么样"）。研究人员发现，那些有很强的内感受能力的被试（在不测量脉搏的情况下通过计算心跳的能力来判断他们的内感受能力）更善于解读角色的情绪，这表明"准确的内部感觉有助于人在情绪化的状态下看懂别人的想法"。[7] 正如一位研究人员描述的："你的同事'迈克尔'对'桑德拉'咄咄逼人……你的身体会通过增加心率来处理这个观察结果，也许会让你感到尴尬和焦虑，让你明白桑德拉有些难堪。如果你感觉不到心率增加，那么就会降低你理解这种情况并做出恰当反应的能力。"

有些人天生具有较强的内感受能力；其他人则较弱。但你可以培养自己估算心率的能力，适应自己的生理信号。在这个过程中，你还可以增强自己的共情、感知和合作能力。

最佳表现

如果内感受能力促进了我们与他人的连接，那么它能帮助我们与自己连接吗？为了找到答案，澳大利亚和英国的研究人员招募了18名男性高频交易员。高频交易涉及期货合约的买卖，交易者持有交易头寸的时间很短（从几小时到几分钟甚至几秒钟）。这些交易员每天都专心于持续的高风险决策中，通常很少有时间考虑自己的选择。

研究者收集了每个交易员过去一年的日均损益数据，并询问交易员在金融市场有多少年的经验，测量他们正确估计心率的能力。

分析表明，内感受能力可以预测交易员的损益以及他们作为交易员能坚持干下去的年限。[8] 换句话说，交易员对自己心率的预测越准确，他获得的利润就越大，他的金融生涯持续的时间也就越长。

这在很大程度上可以归结为直觉，人们通常将其描述为听从"直觉"。以交易员为例，研究人员解释说："他们体内微妙的生理变化提供了线索，帮助他们迅速从一系列可能的交易中选择'感觉合适的'。……我们的结果表明，来自身体的信号——金融行业传说中的直觉——有助于交易员在市场上取得成功。"[9]

呼吸练习 9：估算你的心率

现在是不使用手机应用程序开始训练的最佳时机。本书的目标之一是让你培养出感受自己何时处于共振状态的能力，以及如何在没有任何设备的情况下知道你的共振频率呼吸。

以下是估算心率的基本步骤，这有助于你建立内感受能力。在能够做到这一点后，你可以和伙伴、朋友或同事一起尝试。使用本书后面的训练监测笔记来做这个练习。

第一步：静静地坐着，计时器设置为 30 秒，然后正常呼吸（不以共振频率呼吸），试着数一下你的心跳次数。不要摸你的脉搏，试着感觉你的心，看看你能不能估算出。计时器停止后，把数值乘以 2 并记下来。这是你估算的心率。

第二步：测量你的脉搏，数一数你的脖子或手腕处脉搏跳动的次数，持续 30 秒，然后把它乘以 2。你的估算与实际数值有多接近？

第三步：做开合跳或原地踏步 30 秒。这一步的目标是提高你的心率，所以如果这些动作对你来说很困难，就做一些确实能提升心率的体能动作。

第四步：坐下来，试着再次估算一下你的心率，只用 30 秒计时器和你的内感受能力。（注意：你的心跳会比以前快。）把数值乘以 2，并把结果写下来。然后测量一下脉搏，比较一下数值。

第五步：开始共振呼吸两分钟。再试着估算一次你的心率。你的估算数值与实际数值相差 10 次以内，还是 5 次以内？

第六步：你练习得越多，你的内感受能力就越强。试着在商店排队时，在等待重要电话时，或者在堵车时，练习估算你的心率。这个小小的挑战会帮助你提升自我，还能让你在这些情况下打发时间。

呼吸练习 10：估算他人的心率

估算心率是一个强大的工具，情侣可以使用它来更充分地了解对方的感受。它适用于各种成双成对的个体：恋人、家庭成员、工作中的团队成员或体育队友。这不是随便猜的：心脏产生的磁场强度足以在几英尺⊖外被探测到。[10] 心电图是通过测量这种电信号来工作的，但作为人类，我们也能接收到这种磁场能量。[11] 你们双方

⊖　1 英尺≈0.3 米。

都需要熟悉共振呼吸，并且每周一起做两次呼吸练习，每次 20 分钟。准备好你的训练监测笔记。

第一步：并排坐好。你的第一步是估算伴侣的心率。一开始可能会很困难，但试着跟随你的直觉。手牵手或身体接触可能会有帮助。身体接触有助于增加心率的同步。写下你估算的数值。

第二步：接下来，让伴侣测量他／她的心率。可以通过简单地测量脉搏 30 秒，然后将这个数字乘以 2 得出。或者，你可以使用带有手指传感器或胸带的心率监测器来监测你的心率。你的估算与实际数值有多接近？

第三步：让伴侣离开房间，做开合跳或原地踏步 10 秒钟来增加心率，或进行深呼吸，以降低心率。因为你的伴侣在另一个房间，所以你将无法看到他／她是选择让心跳加速还是减速。

第四步：让伴侣回到你身边。试着再次用 30 秒计时器和你的内感受能力来估算他／她的心率。

第五步：让伴侣开始共振呼吸两分钟。现在再试着估算他／她的心率。你的估算数值与实际数值相差 10 次以内，还是 5 次以内？

如果你有检测共振或心率的设备

◆ 我能预测当我呼吸的时候，伴侣处于共振或心率降低的状态吗？

◆ 让这成为你们两个人之间的竞赛：谁更能注意到对方的生理状态？

◆ 看看你能多准确地预测对方在特定时刻的实际心率。

呼吸练习 11：人际同步训练

在这个练习中，你和伴侣将以彼此的共振频率交替呼吸练习的时间。你们两个是否有相同的共振频率并不重要，你们要在两个不同的日子里练习。在第一天的练习中，你们两人都以 A 的共振频率呼吸 20 分钟。在第二天的练习中，你们都以 B 的共振频率呼吸 20 分钟。（用测量呼吸节奏的应用程序做指导，并记录在书后面的训练监测笔记上）如果你们中的任何一个感到不适，就以自己的速率并排练习。

如果你有测量呼吸节奏的应用程序，那就跟着一个人的呼吸频率一起呼吸。如果你可以使用提供持续反馈的应用程序或设备，请关闭产生心电图的用户界面。

一起找到共振

乔治和汤姆是一家公司的两个副总裁。他们角色的性质意味着在任何时候，他们都需要充分理解对方对组织的愿景，从而确保团队以最有效、最高效的方式执行任务。他们的成功决定了他们之间的无缝沟通。他们合作得很好，但都认为有机会提高他们在专业上的融洽程度，两人来找我，希望通过提高他们的内感受能力来达到这个目的。

他们开始试着估计对方的心率。在第一个下午，乔治尝试 8 次，正确估算出了汤姆的心率；汤姆尝试两次，正确估算出了乔治的心率。从那时起，他们开始进行每周两次、每次 20 分钟的呼吸练习。星期二，乔治会跟随汤姆的心律；星期五，汤姆会跟随乔治的心律。大约 4 周后，他们开始报告感觉连接能力增强了。乔治开始能够更频繁、更准确地估算出汤姆的心率。到了第 10 周，乔治告诉我："有时候，我们几乎不用说话就能理解对方。"通过训练自己评估对方的生理线索，他们说两人之间的交流得到了改善，对直觉和领导力更有信心。

你会体验到什么

增强你的内感受能力有助于培养你的知觉，这对从工作到家庭的所有类型的人际关系都能产生深远的影响。当你和某人并排练习呼吸时，你是在为更大的社会参与度进行练习。它让你与那个人的感觉和想法合拍。我观察过许多夫妻和同事，在经过几周的联合呼吸练习后，他们提高了感知和联系彼此的能力。通过呼吸激活共振状态，每个人都能进入更开放、更乐于接纳、更少防御的沟通和合作状态。通过充分的练习，你们的心率可以同步，从而产生更强烈的亲近感和相互连接感。你可能还会注意到争吵的频率或强度有所降低。这是因为，当你现在发现自己处于紧张的情况下时，你能更好地认识到自己的内心状态，以及它是如何促成你的感受和行为的，这反过来又能让你在与伴侣沟通时更清楚什么该说，什么不该说。这是一种新的夫妻关系疗法。

其他方式

当你和你在乎的人吵得不可开交时，数到 10 这样的认知技巧通常没有帮助。相反，试着利用你的生理力量让你冷静下来，停止胡思乱想，以一种有意义的方式重新建立连接。

建立更牢固的浪漫关系

监测你的心率

在西雅图市中心的华盛顿大学校园里，坐落着一座昵称为"爱情实验室"的大楼。[12] 伴侣们到"爱情实验室"［官方名称：戈特曼研究所（The Gottman Institute）］详细分析他们的亲密关系。在约翰·戈特曼（John Gottman）博士和他的妻子朱莉·施瓦茨·戈特曼（Julie Schwartz Gottman）博士的领导下，伴侣们学习了有科学依据的策略来加强连接、有效沟通、成功地共同养育子女、建立亲密关系，等等。

这里的研究包括参与"冲突性讨论"，两人同时连接到测量心率和血流的各种生理监测设备（和我办公室里的那种没什么不同）。他们甚至可能会坐在专门测量焦虑不安的椅子上，这种椅子被亲切地称为"抖抖仪"（jiggal-o-meter）。[13] 所有的传感器连接好后，这对伴侣就会被要求找出并讨论他们关系中持续存在分歧的领域。

得益于三十多年的研究，从数千对伴侣身上收集到的丰富的生理学数据，戈特曼夫妇已经找到了值得写好几本书的创新冲突管理建议，所有这些建议都是根据我们的身体和大脑精准影响我们与伴侣的沟通提出的。[14] 这些建议超越了传统的"不要带着愤怒入睡"

等建议。我最喜欢的一条是：当你的心率超过每分钟 100 次时，至少要休息 20 分钟。[15]

我敢说你以前从没听说过这句话。它的作用是这样的：争吵会刺激你的神经系统，提高心率，使血液流向四肢，让你做好战斗或逃跑的准备。正如我们从第 7 周对警察的研究中了解到的那样，大脑的功能会以非常特定的方式受到损害：负责信息储存和记忆保留的前额皮质会失去其发挥功能所需的血液和氧气。而大脑的同一区域还要负责维持重要关系的行为，这里还有让我们能够支持、同理以及能够达成一致（在与爱人的争执中，你最想要的东西）的神经线路。[16]

戈特曼夫妇发现，当你的心率达到 100 时，流向大脑皮层的血流就会受到影响，从而使你回到原始大脑，让你处于攻击和防御模式。[17] 他们说，在这种交感神经占主导地位的状态下继续争论，不仅是徒劳的（他们将其比作在快步奔跑的同时还试图进行富有成效的对话），它还会以一种导致不稳定的沟通的方式，让身体充斥着压力激素，这反过来又会把人引向功能失调的情绪模式，最终可能预示着双方关系的消亡。[18]

交感神经系统需要至少 20 分钟的平静，才能逆转大量的应激激素并回到基线状态。[19] 然后你可以试着从爱和理解的角度与伴侣重新建立联系。

在理想情况下，你会用这 20 多分钟的时间安慰自己。共振呼吸会有所帮助。戈特曼还建议人们想象自己在最喜欢的、最宁静的空间里，把脚趾头埋在海滩上温暖的沙子里，坐在森林里清澈的、潺潺的小溪边，或者在你童年后院熟悉的环境里。[20]

体育运动

如果你有时间和能力，另一个选择是运动。运动要剧烈，绕着街区散步是不够的。[21] 剧烈的体育运动可以帮助你的身体完成你陷入的战斗或逃跑反应。还记得彼得·莱文吗？这位心理学家见证了像鹿这样的野生动物能够进入交感优势状态，然后迅速恢复平衡。对于他通过双筒望远镜看到的这个过程，他的描述是鹿意识到没有危险存在时身上发生的震动、抽搐或轻颤。这种动作从耳朵和颈部附近开始，沿着身体向下走，在后腿消失。他写道："肌肉组织的这些微小颤动是机体调节不同神经系统激活状态的方式。"[22] 这个过程每天重复数百次。

如果你看过自然纪录片或参观过动物园，你可能看过这个过程的发生，而没有意识到动物的这种颤抖是它从高度警觉状态转变为冷静警觉状态时无缝转换的证据。与之对应的是人类的剧烈运动。运动之后，情绪调节就会变得容易多了。[23]

监测你的心率

在使用这些解决冲突的策略时，评估你的心率监测器是非常有用的。如果你的心率在会议、讨论或冲突中达到 100，甚至比你的个人基线心率高出 20 次，就停下来休息一下，让你的身体重新回到它的自然状态。如果你选择体育运动，那么你的目标就是把心率升高到每分钟 100 次以上。

让你的伴侣进入副交感神经支配状态

支持多层迷走神经理论的心理生理学家波格斯博士说，当我们和另一个人打交道时，我们有责任"让我们的自主神经系统不处于防御状态"。[24]他坚持认为，只有这样，我们才能为伴侣、朋友和家人提供他们需要和应得的安全感——这种安全感是保持副交感神经支配的健康状态所必需的。

根据他的理论，我们的神经系统中最原始的部分决定我们是战斗、逃跑还是木僵。这个决定是在我们甚至没有意识到的情况下，通过一个叫作神经感知（neuroception）的过程做出的。波格斯博士将这种评估风险和安全性的方法描述为"无意识的觉察"（detection without awareness）。[25]与他人互动时，我们会通过评估他们的面部特征、声音和触摸来判断警告信号或任何情绪信号。我们可以利用这些特征来让我们觉得重要的人拥有安全感，帮助他们转变为副交感神经支配。有几种方法可以做到这一点。

- ◆ **看着他们的眼睛，在脸上露出表情。**波格斯博士认为，当我们与互动的人表现出兴趣、倾听或理解的迹象时，我们会感到安全。[26]这主要是通过脸的上半部分来传达的，包括眼神交流，这有助于抑制神经系统。[27]（波格斯博士指出，狗也表现出类似的社会参与系统：当两只狗互相问候时，它们会跳一段小舞，最初可能一只狗会追着另一只跑，或者绕着另一只跑，然后快速面对面检查一番，以确

保这是游戏而不是打架。) [28]

◆ **尊重自己声音的力量**。单调、低频的声音，如雷声、狮子的吼声或隆隆的卡车声，被认为是危险的信号；单调、高频的声音，如人痛苦的尖叫或新生儿的哭声，也被认为是危险的信号。[29] 柔和、高音调的声音加上音调和音高的变化几乎普遍会让人觉得舒缓。波格斯说，这可能与我们还是婴儿时听到母亲的声音，内心感到安全有关。这种被称为"母亲语"的歌唱般的语调增强了婴儿的安全感。[30] 对受惊的婴儿来说，言语本身并不像那些令人感到安慰的、抑制战斗或逃跑的语调那么重要。[31]

其中一个有趣的地方与面部上层肌肉和中耳肌肉的神经有关。当和我们说话的人显得愤怒、消极或没有情绪时，他们中耳肌肉张力就会受到影响，使他们无法听清楚我们的声音。这就是为什么在激烈的争执中，常常会出现对方已经"出神"或不听你说话的情况，他们在生理上也听不到你的声音！[32] 你提高的声音基本上会在他们的耳膜上弹开。波格斯解释说："父母或老师在对孩子说话时，如果孩子没反应，通常他们会大喊或者大声说话，但无论怎么做，孩子都会出现这种反应。这只会让事情变得更糟，因为身体系统实际上在对安全特性做出反应。"

所有这些都是说，如果你想让别人感到放松，尽量让你的声音柔和、平静，说话慢一点。多层迷走神经理论将理想的声音描述为韵律性的，[33] 这意味着它在音调上有变化，比如用来区分陈述句和问句，或者用来强调某些话重要性的音调。[34]

◆ **利用触摸的力量。** 触摸能以一种深层舒缓的方式刺激副交感神经系统。[35] 这就是下列问题的其中一个原因：为什么婴儿会本能地用手握住你的手指，为什么按摩能让人感到平静，为什么牵手让我们感到安全。（这也可以解释厚重毛毯的抗焦虑作用。[36]）适当有些压力是很好的。你会想以一种让人安心的方式握着伴侣的手（而不是软弱无力、毫无生气地握住，那样不太让人安心）。有意地拥抱你的伴侣，而不只是拍拍背。[37]

◆ **发出令人平静的图像。** 一项由英国广播公司资助的研究发现，观看自然纪录片能激起人们的喜悦、敬畏和满足感，并减少愤怒和压力感。[38] 为什么？有一种解释是从进化的角度来看的：看到美丽的自然景象让我们想起身处大自然，从进化的角度来说，这让我们想起了找到食物和住所的机会——这是两件令人欣慰的东西。试着给你的伴侣发一张你认为他／她会感兴趣的照片：美丽的瀑布、绿色的山景、广阔的撒哈拉沙漠、可爱的树懒（这有助于解释为什么第5周案例中有飞行恐惧症的亚历克斯有时会在飞机上翻看手机上的度假照片；她和家人喜欢去以户外活动著称的地方旅游）。

◆ **使用有效的沟通方式。** 面对面的交谈是最理想的，但如果你们无法当面沟通，也可以用 FaceTime、Zoom 或 Skype。[39] 避免通过电话、短信或电子邮件来解决冲突。

优化策略：让孩子进入副交感
神经支配的状态

如果你是一名家长，或者你经常和孩子互动，你可以使用新的副交感神经增强技能来更有效地与孩子交流。无论是出于沮丧、愤怒，还是纯粹的疲惫，几乎所有父母都会发现自己有时会对孩子提高嗓门。下次当你发现自己对孩子提高嗓门时，想想那些让伴侣感到安全的策略，并试着把它们付诸实践。吼叫不起作用的原因有几个，其中最重要的一个原因是被吼叫的孩子看到了一张很生气的成年人的脸。脸的上半部分尤其会出现眉头紧锁、眼睛眯起来的特征。孩子会从这样的表情中感知到危险，这使得孩子的神经系统超负荷运转。结果是，他的中耳肌肉会阻隔你的声音。更有效的、基于生理学的方法是平静地与孩子进行身体上的交流（例如触摸他的肩膀或手臂），进行眼神接触，用更柔和、更缓慢的声音说话，如果可能的话，说话的声音带上一些韵律。最后用一个充满爱意的拥抱来模拟相关副交感神经系统给人的感觉。

让其他人进入副交感神经支配状态

吉尔·布莱克韦（Jill Blakeway）是一名针灸和中医医生，是有执照和认证的针灸师，她是在纽约备受追捧的能量治疗师，也是《能量医学：治愈的科学和奥秘》（*Energy Medicine：The Science and Mystery of Healing*）一书的作者。我们第一次见面是通过我们的共同客户，她是一名女演员，我叫她赛迪。有一天，刚接受过针灸治疗的赛迪来进行心率变异性 - 生物反馈训练治疗，我注意到她比平常更容易进入共振状态。出于好奇，我找到了吉尔，她同意在我的办公室见我，做一个小实验。吉尔解释说，当她练习时，她倾向于进入一种心流状态，进针时，她能感觉到自己的正能量传递到针上，这对她来说很正常。她提出让我把她与我的生物反馈设备相连。我请她想象一下她治疗病人的感觉。在 15 秒内，她就进入了共振状态……而她以前从来没有做过心率变异性 - 生物反馈训练！她不仅找到了自己呼吸的频率，她的脑电波和心电波也几乎毫不费力地同步了。

我的理论是，她的高心率变异性，经过几十年的能量工作的磨砺，让她可以根据需求让自己处于共振状态。这可能让吉尔更无缝地将她的能量转移到她的病人身上，这反过来又可能帮助病人在接受她的治疗后的一段时间内能让神经系统平静下来，并强化自身的制动系统。[40]

健康要点：性健康、快乐和心率变异性

这里有一些令人兴奋的消息：研究证实心率变异性高的人性生活更频繁。[41] 不仅如此，性生活的质量也更好。在《性医学杂志》（*Journal of Sexual Medicine*）最近介绍的一项研究中，25 名年龄为 20～44 岁有性唤起问题的女性被要求观看一段 6 分钟的色情电影，然后完成一项 22 分钟被称为"自生训练"（autogenic training）的心理生理学训练。[42] 该训练包括使用口头命令来放松并控制自己的生

理机能。[43] 自生训练也可以增加心率变异性。研究人员将静息心率变异性的增加与主观性唤起的增加联系起来。其他研究也支持这一观点，发现与心率变异性处于平均水平或高于平均水平的女性相比，心率变异性低的女性可能更容易遇到性唤起问题。[44]

这些发现有几个可能的根据，比如某些女性的交感神经系统可能会工作过度。这种类型的过度激活也许会抑制兴奋。[45] 而副交感神经系统支配状态可以让人感到放松和平静，这是性满足的理想先决条件。新的研究还表明，在家里进行心率变异性－生物反馈训练测试会让心率变异性增加，这与有性唤起问题的女性对生殖器感觉的增加有关。[46]

第 9 周行动计划

1. 继续你每天两次、每次 20 分钟的呼吸练习。利用每次练习的最后 5 分钟培养你的内感受能力。

2. 如果你是独自练习，那就练习估算你的心率，然后做简短的体育运动，再试着估算你的心率。（使用书后的训练监测笔记记录）接下来，以你的共振频率呼吸两分钟，然后重新估算你的心率。心率是否看起来变慢了？在一天中，你能否估算出你在特定时刻或事件中的心率（使用书后的训练监测笔记记录）？

3. 如果你和伴侣一起练习，首先试着估算对方的心率。然后，你们中的一个应该离开房间，进行选择好的活动来改变自己的心率。然后回到伴侣身边，让另一方估计做运动一方的心率。你能在伴侣排队，或者进行情感上的对话等情况下实时估算伴侣的心率吗？另外，一起练习共振呼吸，交替练习，这个星期练习两次，每次20分钟（使用书后的训练监测笔记记录）。

4. 练习各种以生理为基础的技巧，让你的伴侣、孩子和其他亲人进入副交感神经支配的状态。

下一周前瞻

不要忘记在下周，也就是第10周，测量和记录你的心率变异性。

Heart Breath Mind

第 13 章

第 10 周：在共振中使自己更稳定

你有没有注意到，某些人和某些特定的环境会让你变得筋疲力尽，有时甚至易怒？当然。我们会用不同的名称来形容这种情况："消极""精力枯竭"。但如果你仔细想想，这些只是在说这些人和环境把你从共振转移到了一种不和谐的状态。同样，其他的人、地方和事物很容易把你转移到共振中，甚至放大你先前的共振状态。

不同的人对不同形式的感官输入感到敏感。有些人会觉得某些类型的噪声让人感到紧张和分心；另一些人则发现他们的生理机能会受到强光或周围人散发的能量的极大影响。

那么问题是，当你被负能量（或削弱你能量的环境）包围，或遇到诸如睡眠不足、交通不畅或感觉过度疲劳等破坏共振的因素时，你该如何培养共振？在本章中，我将与你分享一种技巧，在潜在干扰物存在的情况下放大你的共振。这就是所谓的"泡泡"，它会帮助你将自己稳定在一种内在的安全感和平静感上。你已经花了 9 周的时间学习如何培养共振。现在是时候培养你需要的技能来增强它了。

吸收他人情绪的压力

抱怨者、自恋者、越界者、情绪上疲惫不堪的人等对我们毫无帮助的人就在我们身边，而且他们不会很快消失。

和让我们感到悲伤、愤怒、受虐待或不受尊重的人在一起，会让我们产生从高血压[1]到慢性疼痛[2]的一系列健康问题。一项发表在《美国医学会杂志》(*Journal of the American Medical Association*)上的长期研究跟踪近 10 000 名男性和女性约 12 年，研究发现那些把自己的亲密关系描述为消极的人，与那些亲密关系没有被描述为消极的人相比，面临心脏病和心脏病发作的风险增加。[3]为什么会这样？有一种理论认为，自主神经功能的改变会导致重要器官出现累积的"磨损"。

共振破坏因素

你甚至不需要和消极的人面对面，就能感到他/她的共振破坏作用。Facebook 和康奈尔大学进行的一项研究发现了社交媒体上"大规模情绪传染"的证据，这意味着你只需滚动浏览某人在网络上的信息，就能"捕捉"到不良情绪。[4]在实验中，研究人员操纵了 689 003 名 Facebook 用户所看到的新闻信息的内容，目的是看它们能否影响用户自己的发帖习惯。（与许多社交媒体渠道一样，当你第一次注册 Facebook 账号时，你要同意数据使用协议，该协议授予了这类研究的同意权。）他们发现，当被试的新闻信息上的积极内容受到限制时，这些被试就会反过来更少发布积极的帖子，转而发布更多消极的帖子。当限制消极帖子时，研究人员观察到了相反的效果；用户自己更多发布了积极的帖子，更少发布消极的帖子。

吸收他人情绪的重要一点是：你感到的压力越大，就越容易吸收他们的消极情绪。自主神经失调、抑郁和焦虑会让你疲惫不堪，让你更容易受到来自外部的负能量的伤害。

有两种人特别敏感：共情者和高敏感人群（highly sensitive people，HSP）。[5] "共情者"之所以这样命名，是因为他们有高度的能力去同情他人。无论是经历快乐还是在体验生活中的考验和磨难，他们都能理解他人的情绪，并为他人着想。共情者能感受到他人身上散发出来的能量，吸收它们，并在自己的身体里实际感受到它们。例如共情者看到孩子在庆祝自己的生日时，会感受到这个孩子的快乐。同样，如果一个人被羞辱或欺负，共情者也会吸收这种能量，并体验共同的生理反应。

这种程度的共情是一种财富。共情者有一种与生俱来的能力，能够在没有任何语言交流的情况下与他人连接，并感知他们的情绪。我经常说这些人对世界的感受更加深刻。但是共情者能感受到别人的快乐，也会感受到别人的痛苦。虽然很容易就能和别人连接在一起是很美好的，但是当他人的能量对你产生了消极影响，在你需要表现时将你从共振中转移出来，结果就会是破坏性的。

高敏感人群是对周围环境高度敏感的人群。他们能敏锐地感知声音、光线和其他感官信息。他们不像共情者那样充分而深刻地吸收他人的能量。然而，他们仍然会被批评、消极情绪和意想不到的感官要素所困扰，以致失去共振。所有的共情者都是高敏感人群，但不是所有的高敏感人群都是共情者。

其他破坏共振的因素

- ◆ 通勤和交通
- ◆ 数字化干扰：电话、电子邮件、新闻提醒、社交媒体
- ◆ 新闻本身，充斥着暴力、不平等、政治动荡等可怕的标题和故事
- ◆ 睡眠不足
- ◆ 感到过度投入或没有足够的时间
- ◆ 投资、职业机会或者其他事情不能按计划进行

介绍"泡泡"

通常，当人们进入我的训练方案的最后几个星期，他们渴望在

面对各种外部能量时，有更多的方法使自己的共振更稳定。他们开始理解他们新的表现状态的力量，学习如何维持这种状态对他们来说很重要。

另外，我推荐一种技巧，这种技巧的灵感来自我和社会工作者兼治疗师蕾·塔滕鲍姆（Rae Tattenbaum）的交流，我称之为"泡泡"。它帮助我的许多客户在面对潜在诱因时变得更有复原力。它是一种视觉化的形式，旨在帮助你放大内在的心流状态，并保持共振状态，无论你周围发生了什么。这对于高敏感人群、共情者以及任何渴望除去自己从周围世界吸收的负能量的人来说，都是非常重要的。

请记住：你不可能避免所有压力因素，也不可能根除每一个影响你共振的因素，但你可以夺走它们的力量，让你的生理机能稳定下来。我的目标不是教你如何关闭或封闭自己，而是教你制造一个难以察觉的自我保护屏障。要做到这一点，你必须学会如何暂时关闭对外开放的内心通道，释放情绪，然后重新打开通道。这正是"泡泡"教给你的。

呼吸练习 12：泡泡

以下是让你置身于泡泡中的基本步骤。你习惯了这个技巧后，当你发现自己处于一种充满负能量的状态时，就可以策略性地开始使用它了。

第一步：闭上眼睛。想象一个泡泡从你的右脚踝开始，慢慢向上移动，沿着你的右腿到达膝盖，再到臀部，然后来到躯干的右侧。这个泡泡柔软又让人安心。它的任务是包围你，保护你的安全。想象它从你的右侧腰部延伸到你的右肩和右臂……你的右耳……现在到你的头顶。泡泡就像最轻的毯子，轻轻地覆盖在你身体的右侧。现在感觉它轻轻地从你的头顶延伸到你的左耳……你的左肩和左臂……躯干的左侧。想象它延伸到你的左膝，一直连接到你的左脚踝。泡泡现在包围着你的整个身体。你得到了安全的保护。

第二步：现在，专注于你的心。当泡泡围绕着你的身体时，我希望你在吸气的时候把注意力集中在你心中的安全感和爱的感觉上，然后像平常一样呼气。请再做一次，当你正常地吸气和呼气时，将注意力集中在你心中的安全感和爱的感觉上，然后像平常一样呼气。

第三步：接下来，当你吸气的时候，把注意力集中在身体里的消极情绪上：紧张、压力、沮丧、焦虑。当你呼气时，把你身体里的消极情绪推到泡泡的边缘，让情绪飘到空气中。然后再做一次：当你吸气的时候，把注意力集中在身体里的任何消极情绪上，然后在你呼气的时候，把情绪从嘴里呼出去，从身体里释放到空气中。

第四步：最后，回到你心中的安全感和爱的感觉。再呼吸两次。吸气时，轻轻地将你的注意力集中到心的深处，感受安全感和爱。呼出负能量，把它推到泡泡的边缘。想象它穿过泡泡，飘到空气里。

通过不断的练习，你能够把这个新工具变成一个动词。我的很多客户把它称为"起泡"，比如"我昨天在拥挤的地铁上起泡"或者"前几天我坐在儿科医生的候诊室里起泡。候诊室里有很多焦虑的父母带着他们生病的孩子，你可以感觉到房间里的压力"。

优化策略：在不同的情况下使用泡泡

很多场景都值得你去评估内心状态，并通过你的泡泡来释放消极、紧张的情绪。是的，当消极的人在附近时，泡泡可以保护你的共振状态，效果是十分显著的。泡泡也有许多其他的实际应用。

◆ 当你被困在一个狭小的空间里（比如拥挤的地铁或满员的飞机），无法移动或退出时，泡泡可以让你在空间内划出个人边界或保护空间。

◆ 你正在为涉及你表现的活动做准备。例如，你可以在重要的演讲前使用它，帮助你放下任何压在你身上的东西，放大你的共振，自信地参与活动，没有什么能破坏你的最佳表现状态。

◆ 你想从紧张的事件中恢复过来。我的客户发现，在情绪紧张的互动或其他压力时刻，这个工具对舒缓情绪特别有用。

◆ 你要防止压力引发生理症状。还记得我的客户南希吗？她成年后一直有偏头痛的困扰。随着10周的治疗方案的进展，她偏头痛的频率和严重程度都有所降低，但她仍然偶尔会看到"灵光"，这是一种感觉障碍，比如看到闪烁的灯光或出现盲点，对一些人来说，这是偏头痛即将发作的信号。[6] 每当南希注意到这些"灵光"出现时，她就会用这个泡泡做一个保护罩，用呼吸驱逐偏头痛，使其不会完全发作。

◆ 你想要摆脱内心的消极状态。也许你正处于低谷，无法摆脱它。你可能感觉到焦虑在你的内心和身体里酝酿。你的身体想要释放，但环境中有太多的不确定因素。你可以使用泡泡来重置自己，教身体拥抱安全感，并释放不想要的消极状态。

保护你的辛勤工作

艾登是一名很受欢迎的摄影师，他的粉丝越来越多。渐渐地，他被雇用拍摄各种国际活动。他的拍摄对象往往要求很高，经常要求多次重拍，并要求看他相机上的照片。即使进入这个新状态6个月之后，他仍然发现自己会被这种行为弄得心烦。

艾登出现在一个典礼上时，需要能够表现出他最好的状态，并向他面对的任何观众证明自己。因此，他用泡泡技巧来转移外界的要求和批评。作为摄影师，艾登是一个视觉化能力很强的人，所以他想象自己被包裹在一个泡泡中以培养安全感，并释放不断加剧的紧张情绪，这对他来说是很自然的。通过常规练习，他能够在开始拍摄前练习他的泡泡，把它看作另一件设备，就像他的三脚架和相机包一样。根据艾登的说法，泡泡帮助他优化了自己的能力，使他保持在心流状态中，并释放了之前破坏注意力和表现的负能量。

你会体验到什么

你已经创造了一个便携的个人避风港，能保护你免受外部压力源的影响。我的客户告诉我，这种感觉强烈地影响到他们的日常生活。你可能会发现消极或挑剔的人不再像以前一样影响你的生理状态了。这是因为到第 10 周时，你的迷走神经得到了强化，额叶的活动也增加了，这样你就能更好地抑制焦虑或毫无益处的想法。你也可能会觉得自己更愿意表达情绪和想法，而不考虑别人的行为。

如果你厌倦了吸收别人的压力

不管是有人在听着超大声的音乐而不顾别人，还是吵架的情侣，或者是在地铁站的站台上激动表达自己政治观点的人，在上述情况下，任何书或播客都没法让安斯利转移注意力，也不能阻止她吸收不愉快的情绪。我们需要找到一种方法来减少她的感官过载，以帮助她保护自己的能量水平和共振，她在办公室发挥最佳表现时需要这些。安斯利在刷公交卡的那一刻，就开始练习泡泡。当她通过地铁闸机时，用她自己的话说，她让自己"披甲上阵"，产生泡泡来保护自己。她仍然要坐在吵闹或固执己见的乘客旁边，这是不可避免的，但她没有让他们影响自己，用上了泡泡就像戴了一副超大的降噪耳机，这样她就能保持冷静，为接下来一天的活动集中精力。

优化策略：通过感恩练习来放大你的共振

就像你在第 9 周学习如何让伴侣产生安全感一样，你可以——也必须——在自己的身体中创造一种安全感，以增强共振。[7] 练习感恩会刺激通往心脏的神经通路，这能产生镇静效果，甚至能增强副交感神经的心率变异性反应。在你练习泡泡的一周，集中精力在感恩上，可以加强共振的防御效果。

在一项具有里程碑意义的研究中，参与者被分为三组。[8]第一组写下五件他们感恩的事情（"今天早上没有睡懒觉""滚石乐队"）。第二组写下他们认为日常生活中的麻烦（"停车麻烦""乱糟糟的厨房"）。对照组写下中性事件（"学会了心肺复苏术""清理了我的鞋柜"）。感恩组的被试不仅报告感觉更乐观，对自己的生活整体感觉更好，他们报告的身体病痛也比其他两组少。该研究还发现，心存感激的人更有可能给予他人情感上的支持。

练习感恩的一个相对简单的方法是创建一个感恩日志，就像研究中第一组人使用的那样。每天一次，尽可能多地写下你感谢的人和事。如果你想在感恩日志上做个有趣的改变，那么可以给某个对你特别好但你从未好好感谢过的人写一封信。一项研究发现，这个练习的效果足以让人产生持续时间长达一个月的幸福感。[9]

有什么问题

"负能量的人跟我说话时，我试着'起泡'。我想表现出对别人的尊重，而不是完全不听别人说话，但是我该如何一边听一边进入我的泡泡呢？"

他们的话使你心烦意乱。也许你感觉在他们抱怨时，你的心跳得怦怦作响。你的生理反应请求你逃离，或者请求你抵抗他人的敌意、自恋或需求。你觉得自己被困住了。现在你的整个身体都处于紧张状态——肩膀收紧，呼吸急促——因为你把他人的负能量变成了你的一部分。

我经常听到那些把他人的需求放在自己需求之上的人说：他们想要转移自己面前的负能量，但他们担心如果尝试"起泡"，他们会很难集中注意力，可能会无意中让自己听不进去别人在说什么。

你问的这个问题告诉我，你开始考虑把共振看成一种内在状态，你不仅要培养而且要保持这种状态。在过去的几个月里，你致力于创造和培养自己的共振，没有人有权剥夺你的共振。这是重新安排自身需求的优先顺序的绝好机会。从今天开始，把你自己放在第一位。

你必须改变关心顺序。当你感觉自己失去共振的时候，我希望你能准确地练习"起泡"，就像有人面向你并对你说话一样。（耗费能量的人往往是对你说话，而不是和你聊天。）记住，他们看不到你的泡泡。就好像你打开一把伞，把它当成盾牌放在你的面前，他们却没有意识到。你仍然可以听到他们在说什么，但他们的话语不再像负能量子弹一样打击你。

你能不管别人的想法，优先考虑自己吗？你能转移他们的能量，创造一个中性或积极的认知空间吗？

我们在第8周讨论过，你的大脑可能会妨碍你。它可能会告诉你，你很粗鲁或不敏感。

你不是这样的人。

你只是想照顾好自己。

你在使你的共振更稳定。

优化策略：透过保持睡眠和饮食规律来
让自己有更强的安全感

人的身体渴望稳定。这种与生俱来的偏好可以在儿童身上看到，他们喜欢舒适、重复且固定的睡觉（洗澡、刷牙、穿睡衣、看书）时间的计划，一直到老年人，他们只想在自己长期居住的家中安享晚年，而不是搬到养老院。日常生活的稳定和可预测性向我们的大脑和身体发出了安全的信息。

强化这一信息的一种方法是设定规律的吃饭和睡觉时间，尤其是在压力增大的时候。这有助于传达一种内在安全感，你的神经系统会把这种感觉解释为"我可以放松，因为我确切地知道睡眠和食物什么时候会来，我是安全的"。如果你的日程安排在周末有点偏离也没关系，但在一周内要尽量保持正常的生活节奏。

健康要点：惊恐发作

如果你曾经经历过惊恐发作，就会知道它有多可怕，多耗费你的心力。你感觉好像无法呼吸；你的心脏怦怦直跳；你可能会汗流浃背，无法清晰地思考。这些症状是如此令人不安，第一次发病的人可能会担心自己心脏病发作或死亡。虽然惊恐发作通常只持续几分钟，但人会感到难以承受和不知所措，有时似乎是突然出现，有时没有明确的触发因素。[10]

虽然我们还不能确定惊恐发作的原因，但它很可能是生理、心理、环境和遗传因素综合作用的结果。[11] 当体内的肾上腺素突然激增时，这种情况就会发生，而肾上腺素只会在我们感知到威胁或危险时才会激增。

幸运的是，现在我们可以很好地治疗惊恐发作。有些人一感到要发作就服用速效抗焦虑药物，但药物并不能从根本上解决惊恐。认知行为疗法可以有效地从源头上阻止这些发作。像腹式呼吸这样的身心技巧，或者在心里重复安慰性的语句，比如"我是'安全'的，这会过去的"可以帮助你安然度过发作。"安全"这个词的使用是这里的关键。惊恐发作时，迫在眉睫的危险基本上不存在；相反，是你对危险的想法或感知触发了惊恐发作。这种威胁是想象出来的，但应对之策是真实的。

我曾接待过一名诉讼律师，她在竞争对手那儿得到了一份工作。她和丈夫开始认真讨论生儿育女的计划时，收到了这份工作邀请。他们也正好在装修他们的家。这个时候，她开始出现不明原因的胸痛和心悸，这些症状会在没有任何征兆的情况下突然出现。内科医生排除了她有任何心脏或激素问题。验血报告无法解释她的发作。这名女士的医生把她介绍给我，让我帮她进行压力管理。

当我们深入了解她的经历时，这名在生活的许多方面都表现出色的诉讼律师透露，她感到不安全。不是担心自己会成为犯罪的受害者，也不是担心自己会得重病，而是感到缺乏安全感。在享受了多年令人满意的事业和稳定的婚姻后，她现在感到生活中的三大支柱（工作、家庭和房子）缺乏可预测性。尽管这三个方面的变化令人振奋，却让她有漂泊感。

我们制定了一系列的行为干预措施来帮助她恢复内心的安全

感。这些干预措施包括每天晚上 10 点的睡觉时间和规律的饮食与零食安排。她承诺每晚必须睡 8 个小时，进行每天两次、每次 20 分钟的共振呼吸练习。她也用"心绪转变"从不安全的感觉转变为平静和自信的感觉。为了安全感，她全天都会做"强大 10 秒"呼吸法，目的是在建立一种生理上的安全感。这些行为干预措施，特别是在固定的时间段所做的干预，可以为身体提供一种组织良好、可预测的稳定感。这将调节她最基本的生理（睡眠和饮食）的行为模式，增强她的身体对安全与危险的感知。不到 3 个星期，她的胸痛和恐惧感消失了，而且再也没有出现过。

第 10 周行动计划

1. 继续进行每天两次、每次 20 分钟的呼吸练习。练习的最后 5 分钟，在一个安静、安全的地方练习"起泡"。

2. 几天之后，当你发现自己和消极的人在一起或者处在其他影响你情绪的环境中时，你可以在日常生活中练习"起泡"。

3. 通过将照顾好自己放在首位，并在一周内将你的饮食、睡眠和呼吸活动系统化，努力使你的共振更稳定。

4. 本周用你的设备重新测量你的心率变异性（见第 3 章，在书后的训练监测笔记上记录你的测量结果）。

Heart Breath Mind

第三部分

10 周之后

Heart Breath Mind

第 14 章

保持并激发你的共振

　　如果你看到这里，你已经完成了为期 10 周的计划，值得衷心祝贺。你已经付出了所需的努力和时间，并且已经从优化基线压力反应发展到开发工具来增强生理反应，以应对我们所有人都必须面对的各种压力源。这些工具将成为你内在的应对机制，你现在已经准备好使用它们来一次又一次地重置你的身体，有时甚至在一天中多次重置。不管周围发生了什么，这将使你在任何时间、任何地点都能达到最佳状态。最重要的是，你可以控制心脏对环境的反应。

　　现在你可能想知道：下一步是什么？

　　你拥有了一套令人难以置信的新技能，它赋予你更多的力量和对自己生理机能的控制。你如何保持你新发现的专注力和条理性？

你如何不断激发自己的共振？你如何维持你的感受和释放的能力？

是时候从干预过渡到维持和预防了。本书的最后一部分将集中在提高共振和提高表现的高级技巧上。

以下是我从客户那里听到的10周"毕业"后的几个常见问题。

我能继续训练吗？

无论如何，继续你的日常共振频率呼吸。你可以重复10周的计划，或者你可以选择让自己的心脏和思维活跃起来的技巧，定期练习它们。

如果想保持认知上的好处，我需要多久做一次呼吸训练？

你需要坚持每天两次、每次20分钟的计划，每周至少5天。90%的最佳表现者都继续保持在这个水平。他们发现当呼吸训练的时间减少时，获得的认知益处就会消失。

我每周需要呼吸多少次才能保持我的压力管理能力？

你可以调整你的习惯，让你以自己的共振频率呼吸20分钟，每周3天（在那3天里，每天只进行一次呼吸练习）。然而，如果你选择了这种方式，你只能维持你新发现的"快速释放"的能力；你的认知优势会随着少于每天两次、每次20分钟，少于每周至少5天的练习而消散。也就是说，如果你选择了这种方法，并且觉得自己的释放（压力）能力在减弱，那么你就需要增加一两个疗程。

我怎样才能帮助自己更快地进入共振呢？

试着把练习混合一下。以20分钟的共振呼吸开始你的一天，然后将第二次20分钟的呼吸在一天中分开练习。也许你可以尝试几次"强大10秒"呼吸法，在吸气时与有压力的感觉连接，并在呼气时释放它，连续呼吸10次（到现在为止，你可能已经进展到

"强大5秒"呼吸法或"强大3秒"呼吸法）。增加一两次心脏刺激，在吸气时与你的心灵印记连接，在呼气时释放消极情绪。在这两种训练方式之间切换，就像跑步的人会把耐力训练和间歇训练混在一起，每种方法都可以通过不同的方式增强你的技能。不过，累积起来的效果更容易引出你的共振状态。

我能再次开始冥想吗？

去做吧。在本书的开头，我让你在接下来的10周内暂停冥想，因为你要学习如何在共振频率下呼吸。同时做这两件事可能会让人感到不必要的压力。现在你已经找到了自己的共振，你可以重新把冥想融入生活。如果你继续进行每天两次、每次20分钟的呼吸练习，你可以在每次共振呼吸的练习之后进行冥想。如果你选择减少呼吸练习的次数，你可以尝试用冥想代替一次呼吸练习。可以尝试在早上进行呼吸练习，晚上冥想，反过来也可以。你会发现，心率变异性的改善将帮助你比以往更快地达到副交感神经支配的放松状态。

构建你实践的附加层面

沉浸式的音乐

在第8周我提到，那些希望在呼吸练习中加入音乐的人可以这样做。既然10周的训练已经结束了，你可以继续使用音乐作为练习的背景，或者如果你没有添加音乐，现在可以添加。用环绕声或高质量的耳罩式耳机让音乐更有沉浸感。

每天早上心率变异性监测

在过去的 10 周里，我让你在第 1 周、第 4 周、第 7 周和第 10 周测量自己的心率变异性，以帮助你保持对生理状态的关注，并避免可能的技术相关的干扰。现在你已经完成了 10 周的训练，如果你愿意，可以开始尝试每天测量心率变异性。你需要建立一个监控程序，并坚持在每天早上差不多相同的时间测量来确保测量结果准确。测量心率变异性是你早上最优先要做的，我建议你在起床后尽快评估——在你看手机之前，在你喝咖啡之前，在你回复电子邮件或阅读新闻之前。不需要共振呼吸，在正常呼吸时测量你的心率变异性。如果你能详细记录自己的情绪、饮食、睡眠习惯、压力水平以及每天的心率变异值，大约 4 周后你就能发现规律。运动员可能会发现这一点特别有吸引力，因为他们可以使用这些数据来评估自己的训练恢复情况。

睡眠期间的心率变异性监测

有几种产品可以帮助你在睡眠时追踪心率变异性。其中的一些产品，比如 Sleeprate 睡眠监测应用程序、Oura 指环和 Whoop 腕带能提供或者兼容可穿戴技术来监测你的心率变异性。除了心率变异性，你还可以收集大量的其他数据（睡眠时间、每分钟的呼吸次数、鼾声、室温等，具体取决于产品），来帮助你改善睡眠习惯或者达到你的睡眠目标。

白光

你可能喜欢用情绪舒缓灯来给你的呼吸课程做补充。情绪舒缓灯可以模拟没有紫外线的阳光，有各种形状和大小。它们通常提供 10 000 勒克斯的照明，大约是一般室内照明亮度的 100 倍（晴天可达到 50 000 勒克斯或更多）。[1]当阳光照射到裸露的皮肤上时，我们的身体就会产生维生素 D，但由于现在长时间待在室内，有很大一部分人缺乏维生素 D。维生素 D 储存不足可能与认知障碍和其他健康问题有关。[2]通过坐在灯前呼吸，你可以迅速而安全地补充维生素 D，而无须真正去做任何额外的事情。我喜欢 Verilux HappyLight 牌，也有很多其他效果不错的型号。

每年的血液检查

让医生每年检查一下你的维生素 D 和镁含量，以及你的甲状腺功能和激素水平。所有这些都有可能影响情绪和焦虑。如果你的检测水平不理想，请咨询你的医疗保健提供者，以制订治疗计划。

高强度间歇训练

心血管健康与心率变异性呈强相关。心脏越健康，心率变异性越高；身体越健康，静息心率越低。高强度间歇训练的特点是快速、激烈的运动，然后是短暂的恢复期，可能会更好地改善你的身体对压力的反应。具体来说，它可以增加迷走神经的张力。[3]

寒冷暴露训练

暴露在低温下会增加心率变异性。[4]这可能是由于一种被称为潜水反射的进化机制，它本质上是一种当人潜入冷水时启动的生理生存反应模式。[5] 对这种突然的水下浸泡，身体出现的反应是节约氧气（通过降低心率），并优先保证血液流向心脏和大脑。[6] 新的研究表明，潜水反射可以通过在额头、脸颊和鼻子上涂抹冷水来触发，所以在练习共振呼吸之前，你可以尝试用非常冷的水泼你的脸，以启动心率变异性。[7]

利用群体共振的力量

几年前，当我开始在一个大学篮球队工作时，教练对我表示，希望帮助球员提高专注力和能力，使球员能够在更长时间内发挥出更高的水平。由于时间限制，我们决定由我来训练球员，每组 5 人，每节课 30 分钟。我们首先让团队成员轮流和我坐在他们各自的小组前面。作为一个团队，我们会练习共振呼吸，团队其他成员跟随领队的共振频率。5 分钟后，轮到下一个人，以此类推。

在我们的训练开始 7 周后，我注意到一件非常有趣的事情：特定小组成员的心率变异性开始同步。每组都有 1 名心率变异性最高的队员。在一起练习呼吸 7 周后，每组其他队员的心率变异性开始增加，达到与该选手相匹配的水平。

为什么会发生这种情况？我的观点是，这些团队成员一起呼吸时，他们开始产生相同的心脏频率和大脑频率，这使他们处于生理上的一致状态。我称它为群体共振。当一组的多个成员以他们的共振节奏一起呼吸时，他们的心脏会产生强烈的磁场，这些磁场会被彼此的潜意识察觉到。[8] 在一项有趣的研究中，相熟的几名女性一起坐在沙发上观看一部情感电影，不允许说话或其他形式的直接互动。研究发现，在情绪激动的时刻，只要有其他人在场，就会让所有人积极的自主神经反应（比如心率）达到同步的状态。[9]这一现象尚未得到实证研究，但值得进一步研究和探索。

心率变异性的同步并不是篮球运动员中发生的唯一变化。10周的训练快结束时，他们的教练来问我："你做了什么？"在一起训练的团队变得非常亲密，而且配合得非常好——比以前好多了。那些不喜欢在场外与呼吸小组的人进行交流的球员也开始这样做。

回想第9周，我们讨论了让别人感到安全的重要性。像使用柔和的声音、眼神接触、温柔但坚定的触摸等技巧——这些都是给伴侣灌输安全感的方法，是伴侣实现自主平衡的先决条件。我敢说，在团体环境中练习的共振呼吸也有类似的效果。通过塑造彼此的生理机能，你们正在为更多的社交活动开辟道路。这将产生情感上的亲近感和连接，并使团体在心理上更加紧密。这反过来又有利于提高感知力，提高团队成员的协作能力。不是只有篮球运动员那样的体育团队才可以使用，同事组成的团队以及家庭成员组成的团队也可以使用。例如，我在商界中看到过同样的现象发生在一起工作的团队中。在前面提到的电影研究中，研究人员发现，彼此表现出较高的自主神经同步性的被试也报告说对所放映的电影有更多相似的情绪反应。[10]

根据一项研究，谷歌的人力资源团队对200多名员工进行了面试，他们发现5个关键因素有助于预测团队的成功，而心理安全感位居榜首。这是一种被描述为能够承担风险而不害怕惩罚，也不会感到不安全或尴尬的感觉。根据研究结果，心理安全感较高的团队中的员工"更有可能驾驭来自队友的多样化思想的力量……能带来更多的收入，被高管们评为高效的概率是以前的两倍"。[11]

　　团体共振可能是一种身体结合的形式，通过团体环境中的呼吸练习来实现。当我们的心脏和大脑以与他人相同的节奏活动时，我们可能会形成一种生理上的一致性，这种一致性超越了在相邻的小房间里工作，甚至超越了共享同一生活空间。根据我在体育团队和商业团队中工作的经验，团队训练可以促进开放性、共情反应和感知能力。

一些关于训练的想法

　　团队共振可能被激发出来，激发的条件和其名字一样，就是在你和你的团队一起练习呼吸时被激发，也可以在小组或团队成员独立地专注于呼吸练习时被激发。用这两种方法，你们可能会产生彼此相似的心律，让你们的心脏和大脑出现相同的、0.1赫兹的频率。当这种情况发生时，团队的成员可能会对彼此更加开放，接受彼此的想法。第9周也描述了这种现象，当时我们了解到与某人并排练习共振呼吸如何增强社会参与度。

　　要将这种心理生物学方法运用到高效团队中，你可以尝试：

◆ 每周定期的团体呼吸练习（促进凝聚力、创造力、协作力和接受力）。

◆ 在重要的会议或大会之前，或在一起做出关键决定之前，做集体呼吸练习。

◆ 一起锻炼。有氧运动可以改善心率变异性。一起锻炼可以帮助团队成员获得类似的好处。在商业界，一边运动一边开会或头脑风暴有时被称为"流汗运动"（sweatworking），因为它有助于增进感情并产生想法。

注意：虽然这种特殊的群体共振应用背后的科学仍在发展中，但我已经观察到它在客户中的成功，而且它使各种团队成员更同步、更团结。

提升心智

我们已经了解到心率变异性–生物反馈训练如何帮助你达到最佳表现水平。产生这些效果的一个机制是心率变异性促进血液流向大脑的力量。瓦西洛夫妇假设，频率为 0.1 赫兹的共振呼吸（也就是每分钟呼吸 6 次）不仅会触发心血管系统的共振，还会触发大脑的共振。[12] 在国际脑刺激会议（International Brain Stimulation Conference）上发表的新研究中，他们和合作者讨论了他们对 15 名大学生的研究结果，这些学生被要求以 0.1 赫兹的频率呼吸 5 分钟，同时监测心脏活动和大脑分区的血氧水平。[13] 他们发现，当被试处于共振状态时，在心脏中看到的共振引起的波动在大脑的所有分区中也都可以被观察到。[14] 他们的结论是：0.1 赫兹的有节奏的呼吸会引起血管直径的大幅振动，并最终提高大脑的供氧水平，有助于控制认知和情绪。[15]

这些发现得到了朱利安·塞耶脑脊髓交感神经系统理论的支持，该理论表明，迷走神经张力可能代表了控制情绪认知表现的神经回路的优化。[16] 根据塞耶的研究，每天的共振呼吸练习会增加心率波动，进而刺激与情绪调节相关的大脑区域的波动活动。因此，心率变异性－生物反馈训练不仅有可能改善认知功能，而且有可能改善整体的情绪健康。[17]

未来应用的可能性

在了解心率变异性和脑血流量之间的紧密联系后，更多研究人员正在研究这一知识在脑损伤领域中可能的应用。以脑震荡后综合征（postconcussion syndrome，PCS）为例。大多数患有运动相关脑震荡的运动员会在 7 ～ 10 天内康复；非运动员，在 3 个月内恢复。但是多达 10% 的运动相关脑震荡患者和 33% 的非运动相关脑震荡患者会继续出现脑震荡后综合征。脑震荡后综合征有一系列症状，如头痛、易怒、头晕、失眠、注意力不集中、记忆困难和疲劳。[18] 至少有 3 个或更多的症状是诊断脑震荡后综合征的必要条件。

之前我们认为脑震荡是一种基于大脑的疾病，现在我们知道脑震荡不仅影响认知功能，还会影响其他生理系统，包括心脏和自主神经系统。与对照组相比，脑震荡患者表现出明显的交感神经分支活动和心率增高。[19] 副交感神经的激活不足也可能有影响，使大脑不能恢复到平衡状态。进一步阻碍康复的是，患者经常被建议在症状好转之前不要进行体力活动，但缺乏体力活动可能使这些人容易疲劳和抑郁，可能会无限期地推迟康复。[20]

最近的研究已经探索了心率变异性－生物反馈训练在脑震荡后

综合征中的应用，并取得了鼓舞人心的结果。在一项案例研究中，一名42岁的竞技运动员在训练中发生脑震荡，后被诊断患有脑震荡后综合征。在心率变异性－生物反馈训练治疗10周后，她在头痛严重程度、情绪和其他脑震荡后综合征症状方面表现出显著的临床改善。不出所料，她的心率变异性和迷走神经张力也增加了。

其他研究发现，心率变异性－生物反馈训练有助于治疗患有严重获得性脑损伤患者的情绪失调。[21]

值得注意的是，脑震荡后综合征症状和创伤后应激障碍（PTSD）的症状有明显重叠的地方，[22] 创伤后应激障碍是一种在经历了令人震惊、惊恐或其他创伤性事件后出现的症状。[23] 与脑震荡后综合征一样，并不是每个经历过创伤性事件的人都会患上创伤后应激障碍。但是，对于那些经历过创伤性事件的人来说，创伤后应激障碍可能会使他们精神衰弱、经常闪回、出现噩梦或失眠、感到紧张、愤怒或容易受惊，以及由于害怕被触发症状而回避特定的地方和人。[24] 这两种疾病的另一个共同点是都以交感神经支配为特征。自主交感神经分支的过度活跃甚至被称为"创伤后应激障碍患者的主要特征……心率的升高、血压、皮肤电导和其他心理生理学诊断方法都证明了这一点"。[25] 因此，在心率变异性－生物反馈训练期间（我的计划的第3周或第4周）发生的生理上的创伤释放可能会改善创伤后应激障碍患者的生理功能。

诸如此类的发现鼓励心率变异性专家探索心率变异性－生物反馈训练作为下一波大脑刺激手段的潜力——通过诱导大脑以及身体的共振来强化自主神经系统的新方法。[26] 如果是这样，那就意味着我们不仅可以继续使用它来治疗数百种以自主神经失调为特征的疾病（如抑郁症、失眠、哮喘等），而且可以将它作为工具，帮助那些因为大脑创伤和相关疾病而受煎熬的人。

这只是开始

压力可能是工作和生活中不可避免的一部分，但压力的影响绝对是可以避免的。几十年来，关于最佳表现的研究一直关注的是认知和神经化学因素。但是，如果我们知道压力起源也存在于我们的生理机能中，为什么我们要试着只在大脑层面治疗压力呢？通过结合成熟的心理和生理技巧来提升你的心率变异性，你已经提升了身体在压力下反射的方式。你已经学会了预测压力、管理当下压力、快速从压力中恢复的具体方法，有效缩短了练习和表现之间的差距。当你能在任何时间、任何地点、任何条件下管理自己的压力时，你就能在工作、人际关系和整个生活中发挥出最佳水平，从而激发自己和周围人的最佳状态。

大多数人发现，在感受到共振的好处后，20分钟的呼吸练习就会从待办事项变成日常生活中有价值、有回报的必做之事。我真诚地希望这个呼吸练习能从每天开始和结束的时间标记变成一种新的生活方式。当你把共振呼吸作为一种使成功最大化，让人从挫折中恢复的生活方式时，最佳效果就会显现出来。

这种训练已经改变了数千名客户和我自己的生活，它的影响从普通个人到专业人士，无论是奥运会运动员还是NBA球员，首席执行官和投资主管，作家、音乐家和表演者；任何渴望加强自身情绪调节，掌控压力反应，而不是被压力反应所控制的人都会从中受益。

随着对心率变异性有了新的、深刻的理解，你现在拥有了一个系统的、以时间为导向的、生理技能优先的方法，让你进入能提高表现的状态。我很高兴你能利用这种强大的内在共振状态，它不仅能积极地影响你的个人生活和事业，也能积极地影响任何需要合作、共情能力和团队合作的关系。

你已经做到了一件不可思议的事情，即优化了你的神经系统反应以达到最佳表现。也许你像布伦特一样，学会了灵活地从压力中解脱出来，在工作的会议之间保持自信。也许你学会了如何缩小练习和表现之间的差距，就像短跑运动员雪莉一样，她驯服了自己的神经，从而在美国队赢得了一席之地。或者，你可以像乔治和汤姆一样，通过增强相互连接的感觉来加强一段现有的关系；或者像梅格驱逐她的幽灵印记之后做的一样，开始一段全新的关系。有了良好的反射能力，以及对自己生理状况了解得更全面，你就能控制压力，而不是反过来被压力控制；感觉生活更充实、更愉快。这就是当你利用共振的力量并成功地将你的心、呼吸和思维连接起来时所发生的事。

第 1 周：找到你的共振频率

基本动作：吸气 4 秒，呼气 6 秒。

找到你的共振频率。尝试以下呼吸频率。

◆ 吸气 3.4 秒，呼气 5.2 秒（每分钟 7 次呼吸）

◆ 吸气 3.7 秒，呼气 5.5 秒（每分钟 6.5 次呼吸）

◆ 吸气 3.8 秒，呼气 5.8 秒（每分钟 6.2 次呼吸）

◆ 吸气 4 秒，呼气 6 秒（每分钟 6 次呼吸）

◆ 吸气 4.2 秒，呼气 6.2 秒（每分钟 5.7 次呼吸）

◆ 吸气 4.4 秒，呼气 6.6 秒（每分钟 5.5 次呼吸）

◆ 吸气 4.8 秒，呼气 7.2 秒（每分钟 5 次呼吸）

第 2 周：用你的呼吸增加能量

感觉你的腹部在吸气时膨胀，在呼气时收缩。你可以坐着或躺着试试。努力让呼气的时间比吸气的时间长，就像你在吹热汤一样。

第 3 周：释放你的压力，扩大你的情绪范围

在吸气时感受压力源，在呼气时释放压力源，同时以你的共振频率呼吸。

第 4 周：治疗内心的创伤

吸气时与伴随你的幽灵（过去的痛苦）般的生理感觉连接，呼气时释放它。

第 5 周：准备迎接挑战

转移心念。

- 三组呼吸，每组 5 次。在第一组的 5 次呼吸中，在吸气的时候感受你内心的消极情绪（压力、愤怒、沮丧、恐惧），在呼气的时候把这些情绪从你的心中释放出来。在第二组的 5 次呼吸中，吸气时注意力集中在清新的空气上，呼气时注意力集中在放松的感觉上。在第三组的 5 次呼吸中，吸气时与你的理想表现状态连接起来，比如平静而自信，在呼气时释放一切消极情绪。

用"转移心念"释放内心的幽灵。

- 三组呼吸，每组 5 次。在第一组的 5 次呼吸中，将注意力集中在你想要释放的压力上，如对控制或完美的需要，在呼气

时通过嘴释放。在第二组的 5 次呼吸中，吸气时注意力集中在清新的空气上，呼气时注意力集中在释放的感觉上。在第三组的 5 次呼吸中，在吸气时与你所期望的状态连接，在呼气时与释放幽灵的状态连接。

第 6 周：掌握情绪转变

"心绪转变"。

- 吸气时与心灵印记连接，呼气时释放任何压力或消极情绪。全天练习"心绪转变"。
- 进行 10 次有策略的呼吸，吸气时与积极情绪连接，呼气时释放消极的情绪或状态，每天练习 3 次。试着在印记之间切换：你可以在早上尝试体验感恩感，在下午尝试体验勇气或坚持不懈的感觉，在晚上尝试体验平静感。

第 7 周：在压力下培养共振

压力下的共振训练。

- 选择一个特定的压力源。选择你最喜欢的共振呼吸工具来管理压力。当你想象暴露在压力下的情绪状态时，练习你的呼吸技巧两分钟。你能引起共振吗？在这之后，试着在压力下重新练习。在压力下，你能多快达到共振？

第 8 周：烙下有关成功的生理印记

内心视觉化。

- 确定一个你希望在下个月实现的具体目标，将其融入你的内心——当你达到你的目标后，什么情绪会充满你的内心？写下你实现目标后的三种情绪。这些就是你的印记。在确定了你的三个印记之后，花些时间体验每一种。探索情绪的能量。你的目标是让你的内心随着你所设想的未来的感觉而活跃起来，同时以你的共振频率呼吸。

第 9 周：用你的心律来加强你的人际关系

练习估算你的心率：你的估算与现实有多接近？现在，做开合跳或原地踏步 30 秒来增加你的心率。坐下来再试着估算一下你的心率，然后测量一下脉搏，比较一下数字。最后，恢复共振呼吸两分钟，试着再次估算你的心率。你的估算数值与实际数值相差 10 次以内，还是 5 次以内？

如果你和伴侣一起练习，试着估算对方的心率。然后一起练习共振呼吸，领导呼吸和跟随呼吸的安排交替一下，这个星期进行两次，每次 20 分钟。

第 10 周：在共振中使自己更稳定

练习"起泡"。首先当你吸气时，注意你心中的安全感和爱的感觉，然后像平常一样呼气。吸气时把注意力集中于你身体的消极情绪——紧张、压力、沮丧、焦虑；呼气时，把身体里的消极情绪推到泡泡的边缘，让它飘浮到空气中。再重复一次。最后，重新去感受内心的安全感和爱的感觉。

第 1 周：找到你的共振频率

呼吸练习 2：按照自己的情况来确定呼吸频率

用下面的每一种频率呼吸两分钟。哪种频率感觉最舒服，最不费劲？圈出你的答案。

a. 吸气 3.4 秒，呼气 5.2 秒（每分钟 7 次呼吸）

b. 吸气 3.7 秒，呼气 5.5 秒（每分钟 6.5 次呼吸）

c. 吸气 3.8 秒，呼气 5.8 秒（每分钟 6.2 次呼吸）

d. 吸气 4 秒，呼气 6 秒（每分钟 6 次呼吸）

e. 吸气 4.2 秒，呼气 6.2 秒（每分钟 5.7 次呼吸）

f. 吸气 4.4 秒，呼气 6.6 秒（每分钟 5.5 次呼吸）

g. 吸气 4.8 秒，呼气 7.2 秒（每分钟 5 次呼吸）

提醒：如果你没有注意到一个频率和下一个频率之间的差别，或者发现很难将呼吸具体到几分之一秒，那就恢复到标准频率——

吸气 4 秒，呼气 6 秒。

我的共振频率是：_____

如果你选择使用心率变异性设备，请使用你的心率变异性传感器和手机上的应用程序，在监测你的心率的同时，以下列每个频率各呼吸两分钟。在你的设备上，哪一种频率感觉最不费力，并且产生最大的心率波动？圈出你的答案。

a. 吸气 3.4 秒，呼气 5.2 秒（每分钟 7 次呼吸）

b. 吸气 3.7 秒，呼气 5.5 秒（每分钟 6.5 次呼吸）

c. 吸气 3.8 秒，呼气 5.8 秒（每分钟 6.2 次呼吸）

d. 吸气 4 秒，呼气 6 秒（每分钟 6 次呼吸）

e. 吸气 4.2 秒，呼气 6.2 秒（每分钟 5.7 次呼吸）

f. 吸气 4.4 秒，呼气 6.6 秒（每分钟 5.5 次呼吸）

g. 吸气 4.8 秒，呼气 7.2 秒（每分钟 5 次呼吸）

我的共振频率是：_____

根据我的_____应用程序，我的心率变异性是

第 1 天_____

第 2 天_____

第 3 天_____

第 4 天_____

（记住，这些测量并不一定要在第 1～4 天进行。你只需要确保你在第 1 周测试的四天时间和接下来的测试周一样，每天在同一时间测量，测量时要坐着，双脚放在地上，背部挺直但放松。）

第1周的平均心率变异性是：＿＿＿＿＿＿＿

设定目标

你希望通过完成"心脏、呼吸、思维"训练达到什么目的？花些时间写下你的目标。

＿＿＿＿＿＿＿＿＿＿＿＿＿＿＿＿＿＿＿＿＿＿＿＿＿＿＿

＿＿＿＿＿＿＿＿＿＿＿＿＿＿＿＿＿＿＿＿＿＿＿＿＿＿＿

＿＿＿＿＿＿＿＿＿＿＿＿＿＿＿＿＿＿＿＿＿＿＿＿＿＿＿

从1（最低）到10（最高），在你拿起这本书之前，你会如何评价你目前对每个目标的实现程度？

目标1：＿＿＿＿＿＿＿＿

1——2——3——4——5——6——7——8——9——10

目标2：＿＿＿＿＿＿＿＿

1——2——3——4——5——6——7——8——9——10

目标3：＿＿＿＿＿＿＿＿

1——2——3——4——5——6——7——8——9——10

反思这些目标，你认为是什么阻碍了你实现它们？

试着填空。

"我想＿＿＿＿＿＿。但当我尝试的时候，＿＿＿＿＿＿发生了。"

或

"我希望我能＿＿＿＿＿＿，但＿＿＿＿＿＿总是阻碍我。"

第 2 周：用你的呼吸增加能量

当你这周练习腹式呼吸时，你有没有注意到一些想法让你分心？如果是这样，你能否简单地承认它们而不去想它们，让自己回到腹式呼吸中？

❑ 是

❑ 否

本周你能够采取哪些措施来培养健康的睡眠习惯？

_____

_____

_____

第 3 周：释放你的压力，扩大你的情绪范围

识别每天的压力源

在我的生活中反复出现的三种压力源是

1. _____

2. _____

3. _____

请圈出你想解决的压力源。

用"强大 10 秒"呼吸法

你在日常生活或者工作中，往往会遇到哪些重复的压力源？请列在下面。遇到它们的时间，都是你一天中可以计划实施"强大

10秒"呼吸法的最理想的时间，你可以用这种方法减少你在接下来一周内的压力。

　　1. _____

　　2. _____

　　3. _____

清理思绪

在下方记录你可能经历过的任何清理思绪的活动。

_____

_____

_____

第4周：治疗内心的创伤

　　本周测量和记录你的心率变异性四次，时间与你在第1周的选择相同（最好是周一、周三、周五和周日）。

　　每天在同一时间测量，最好是刚醒来的时候。坐在床上或椅子上时测量，背部放松但挺直。

　　根据我的_____设备，我的心率变异性是

　　第1天_____

　　第2天_____

　　第3天_____

　　第4天_____

　　第4周的平均心率变异性是：_____

呼吸练习 5：释放深藏在心底的情绪触发因素和信念

第一步：用几句话描述一段让你在过去几周、几个月甚至更长时间内感到失望、沮丧或愤怒的经历。

_____

_____

第二步：在这些经历中，你的身体有什么感觉？例如，你的心率升高、肌肉绷紧、思维紧张，还是身体出汗？

_____

_____

第三步：（需要测量呼吸节奏的应用程序，将其设置为你的共振频率。）练习在吸气时与压力连接，在呼气时将压力引导到体外。

呼吸练习 6：抓住并释放你内心的幽灵

监测你对压力的反应 3 天。每天晚上尽可能多地写下你在一天中感到压力的时刻。

第 1 天

_____

_____

_____

第 2 天

_____

_____

_____

第 3 天

_____

_____

_____

将每个反应的程度按 1（最低）到 10（最高）的等级排列。回过头来，在每个压力源旁边写下数字。

3 天后，查看你的记录，圈出你打分为 7 或更高的东西——你过去的幽灵可能在那里徘徊。

在这周余下的时间里（最后 4 天），练习在幽灵出现时识别它们，吸气时与幽灵连接，呼气时释放幽灵。

如果你有心率监测器，比如 Fitbit、Apple Watch 或者其他心率监测器，试着把目光从你的电子设备上移开，做 5 次呼吸，在吸气时感受压力源，并在呼气时释放压力源。现在看看你的心率监测器，你能练习将心率降低两次或更多吗？

❑ 是

❑ 否

用心率变异性技术追踪你内心的幽灵

如果使用提供实时反馈的心率变异性监测设备，你在呼气时能将心率降低多少次？

_____

重新评估你的目标

在第 4 周、第 7 周、第 10 周，你将重新评估自己的目标。

在完成第 4 周的训练后，用 1（最低）到 10（最高）评分，你如何评价自己目前对每个目标的实现程度？

目标 1：＿＿＿＿＿＿＿

1——2——3——4——5——6——7——8——9——10

目标 2：＿＿＿＿＿＿＿

1——2——3——4——5——6——7——8——9——10

目标 3：＿＿＿＿＿＿＿

1——2——3——4——5——6——7——8——9——10

第 5 周：准备迎接挑战

呼吸练习 7：训练你的心律

说出你遇到的一个具体的表现事件或挑战：

_____

第一步：舒展内心

以你的共振频率呼吸 5 次（使用应用程序让你的吸气和呼气与你的共振频率相匹配），以释放你的自主神经系统的消极情绪。吸气时，连接你的消极情绪——压力、愤怒、沮丧、恐惧，并体会它们。这种情绪在你心中是什么感觉？压抑和沉重？焦虑和恐惧？孤独和无助？在这里记下你的答案。

_____

_____

通过口腔呼气，集中精力将这种情绪从你的心中释放出来，然后将其排出体外。

第二步：清理思绪

在第二组的 5 次呼吸中，吸气时注意力集中在清新的空气上，呼气时注意力集中在释放的感觉上。

第三步：转移心念

想想你在表演或挑战时想要什么感觉，练习在吸气时体验那种心跳状态。你想感到兴奋，还是想变得冷静沉着？什么样的生理状态最有利于你的最佳表现？在这里记下你的答案。

_____

_____

现在，在第三组 5 次呼吸中，在吸气时与理想的表现状态连接，在呼气时释放所有的消极情绪。在没有消极情绪的情况下，你可以专注于呼气时释放的感觉。

主要共振表现

你的主要共振表现是指当你处于共振状态时，突出的感觉或感受。

你的主要共振表现是什么？_____

第 6 周：掌握情绪转变

心绪转变

第一步：生理回忆

说出你生命中三次感受到爱、感激、敬畏或类似的愉悦生理感觉。在这里写下这些记忆，或心灵印记。

心灵印记1：_____

心灵印记2：_____

心灵印记3：_____

第二步：增加可及性

选择关注一个心灵印记（在上面圈出它）。开始你的共振呼吸，在吸气时与你选择的心灵印记连接，在呼气时释放压力。

第三步：弥合差距

这个星期试着在一些不带有感情色彩的情境下激活心灵印记，比如坐火车时，排队买东西时，或在等电话时。在大约10次的呼吸中，你能否在吸气时关注你的心灵印记，在呼气时释放压力，以此改善你的心情？

❏ 是

❏ 否

第四步：心绪转变

在你能够从中性情绪转变为积极情绪后，你就可以尝试心绪转变，将消极的内心状态转变为积极的内心状态。当压力来临的时候，试着在吸气时与你的心灵印记连接，在呼气时把你正在经历的消极情绪（或者是不能帮助你达到理想表现的状态）释放出来。当你这样做的时候，试着保持不评判的态度。

在大约10次的呼吸中，你能通过关注心灵印记来改善自己的心情吗？

❏ 是

❏ 否

第7周：在压力下培养共振

本周测量并记录你的心率变异性4次，时间与你在第1周和第4周选择的日子相同。每天在同一时间测量，最好是刚醒来的时候。坐在床上或椅子上时测量，背部放松但挺直。

根据我的＿＿＿＿＿＿＿＿应用程序，我的心率变异性是

第1天＿＿＿＿＿＿＿＿

第2天＿＿＿＿＿＿＿＿

第3天＿＿＿＿＿＿＿＿

第4天＿＿＿＿＿＿＿＿

第7周的平均心率变异性是：＿＿＿＿＿＿＿＿

让压力成为你的朋友

第一步：创建一个压力源列表。

压力源1：＿＿＿＿＿＿＿＿

压力源2：＿＿＿＿＿＿＿＿

压力源3：＿＿＿＿＿＿＿＿

压力源4：＿＿＿＿＿＿＿＿

压力源5：＿＿＿＿＿＿＿＿

选择一个你关注的压力源（在上面圈出来）。

第二步：选择你最有效的呼吸技巧来管理压力。选项包括以下内容（圈出你最喜欢的）。

◆ 专注于吸气和呼气（或者计算吸气和呼气的秒数），让心静下来。（第 1 周和第 2 周）

◆ 吸气时感受压力，呼气时释放压力。（第 3 周）

◆ 吸气时与伴随你的幽灵印记（过去的痛苦）的生理感觉连接，呼气时释放它。（第 4 周）

◆ 通过练习"心绪转变"提前为压力做好准备，它包括 15 次连续的呼吸，向你的心传达你想在当下如何应对。（第 5 周）

◆ 通过将吸气时的积极情绪与呼气时的消极情绪配对，提高心率变异性。（第 6 周）

第三步：把你目前的压力等级按从 1 到 10 打分，1 分是最低，10 分是最高。

1——2——3——4——5——6——7——8——9——10

• 想象接触

花两分钟想象或讨论你所选择的压力源对情绪的影响。

接下来，练习你喜欢的呼吸方法 3 分钟。检查一下自己是否处于共振状态。

❏ 是

❏ 否

把你目前的压力等级按从 1 到 10 分打分，1 分是最低，10 分是最高。

1——2——3——4——5——6——7——8——9——10

你能在 10 次呼吸中将压力反应至少减少两个整数吗？

❑ 是

❑ 否

体内接触

用两分钟的时间观察、倾听或者接触你选择的压力源。当你继续接触压力源时，练习你喜欢的呼吸方式。看看自己是否处于共振状态。

❑ 是

❑ 否

评估你目前的压力水平。你能降低你的压力水平吗？

❑ 是

❑ 否

重新评估你的目标

在 1 分（最低）到 10 分（最高）的范围内，在完成第 7 周的训练后，你如何评价你目前对每个目标的实现程度？

目标 1：＿＿＿＿＿＿

1——2——3——4——5——6——7——8——9——10

目标 2：＿＿＿＿＿＿

1——2——3——4——5——6——7——8——9——10

目标 3：＿＿＿＿＿＿

1——2——3——4——5——6——7——8——9——10

第 8 周：烙下有关成功的生理印记

呼吸练习 8：烙下有关成功的生理印记

第一步：写下一个你希望在一个月内实现的具体目标。

_____

_____

_____

第二步：接下来，试着关掉你那专注于结果的大脑，调整你的内心。深入挖掘。实现目标后，你的内心会涌现出什么情绪？你的感受是什么？写下你实现目标的三种情绪。这些就是你的印记。

_____

_____

_____

第三步：花一些时间仔细思考这些印记。一次一种，让每一种情绪就这样停留在你的心里，就像真的有人拉过一把椅子，在餐桌旁坐下来。探索情绪的能量，去了解它。留意这种情绪在你身边时的感觉，就这样与它共处。

心灵印记 1：_____

心灵印记 2：_____

心灵印记 3：_____

创建共振播放列表

让我感到有生命力并能引起共振的歌曲包括：

_____

_____

_____

第9周：用你的心律来加强你的人际关系

呼吸练习9：估算你的心率

第一步：静静地坐着，计时器设置为30秒，然后正常呼吸（不以共振频率呼吸），试着数一数自己心脏跳动次数。不要摸你的脉搏，试着去感受你的心跳，看看你能不能估算出心率。计时器停止后，把数值乘以2并记下来，这就是你估算的心率。

我估算的心率是每分钟_____次。

第二步：测量你的脉搏，数一数你的脖子或手腕处脉搏跳动的次数，持续30秒，然后把它乘以2。你的估算与实际数值有多接近？

我的实际心率是每分钟_____次。

第三步：做开合跳或原地踏步30秒，或做其他一些能提高心率的体能动作。

第四步：坐下来，试着再次估算一下你的心率，只用30秒计时器和你的内感受能力。把数值乘以2，并把结果写下来。

我估算的心率是每分钟_____次。

然后测量一下脉搏，比较一下数值。

我的实际心率是每分钟＿＿＿＿＿＿次。

第五步：开始共振呼吸两分钟。再试着估算一下你的心率。

我估算的心率是每分钟＿＿＿＿＿＿次。

然后测量一下脉搏，比较一下数值。

我的实际心率是每分钟＿＿＿＿＿＿次。

你的估算数值与实际数值相差 10 次以内，还是 5 次以内？

估算的数值与实际数值相差＿＿＿＿＿＿次。

第六步：在商店排队时，在等待重要电话时，或者在堵车时，练习估算你的心率。

呼吸练习 10：估算他人的心率

第一步：和你的伴侣并排坐好。估算伴侣的心率。手牵手或身体接触可能会有帮助，身体接触有助于增加心率的同步。写下你估算的数值。

我估算伴侣的心率是每分钟＿＿＿＿＿＿次。

第二步：让伴侣测量他 / 她的心率。

伴侣的实际心率是每分钟＿＿＿＿＿＿次。

你的估算与实际数值有多接近？

估算的数值与实际数值相差＿＿＿＿＿＿次。

第三步：让伴侣离开房间，做开合跳或原地踏步 10 秒钟来增加心率，或进行深呼吸，以降低心率。因为你的伴侣在另一个房间，所以你将无法看到他 / 她是选择让心跳加速，还是减速。

第四步：让伴侣回到你身边。试着再次用 30 秒计时器和你的内感受能力来估算他 / 她的心率。

　　我估算伴侣的心率是每分钟＿＿＿＿＿＿次。

第五步：让伴侣开始共振呼吸两分钟。现在再试着估算一下他 / 她的心率。

　　我估算伴侣的心率是每分钟＿＿＿＿＿＿次。

　　让伴侣测量他 / 她的心率。

　　伴侣的实际心率是每分钟＿＿＿＿＿＿次。

　　你的估算数值与实际数值相差 10 次以内，还是 5 次以内？

　　估算的数值与实际数值相差＿＿＿＿＿＿次。

第 10 周：在共振中使自己更稳定

　　这周测量和记录你的心率变异性 4 次，时间与你在第 1 周、第 4 周和第 7 周选择的日子相同。每天在同一时间测量，最好是刚醒来的时候。坐在床上或椅子上时测量，背部放松但挺直。

　　根据我的＿＿＿＿＿＿设备，我的心率变异性是
　　第 1 天＿＿＿＿＿＿

第 2 天＿＿＿＿＿＿

第 3 天＿＿＿＿＿＿

第 4 天＿＿＿＿＿＿

第 10 周的平均心率变异性是：＿＿＿＿＿＿

破坏共振的因素

我的破坏共振的因素是：

＿＿＿＿＿＿＿＿＿＿＿＿＿＿＿＿＿＿＿＿＿＿＿＿＿＿＿＿

＿＿＿＿＿＿＿＿＿＿＿＿＿＿＿＿＿＿＿＿＿＿＿＿＿＿＿＿

＿＿＿＿＿＿＿＿＿＿＿＿＿＿＿＿＿＿＿＿＿＿＿＿＿＿＿＿

重新评估你的目标

在 1 分（最低）到 10 分（最高）的范围内，在完成第 10 周的训练后，你如何评价你目前对每个目标的实现程度？

目标 1：＿＿＿＿＿＿

1——2——3——4——5——6——7——8——9——10

目标 2：＿＿＿＿＿＿

1——2——3——4——5——6——7——8——9——10

目标 3：＿＿＿＿＿＿

1——2——3——4——5——6——7——8——9——10

致　谢

Heart Breath Mind

　　我的客户让我了解到共振的多种应用和好处。我深深地感谢他们在健康和表现方面对我的信任，也非常感谢他们让我看到这个过程在健康、身体表现和优化方面的广泛应用。

　　本书是在许多人的支持下、汲取众人洞见才得以完成的。首先，我要感谢我的经纪人 Laura Nolan、我的编辑 Deb Brody，还有 Houghton Mifflin Harcourt 才华横溢的团队。我非常感谢你们在整个写作过程中的支持、洞见和指导。我的写作伙伴 Leslie Goldman，在这段旅程的每一步，我都被你的努力、奉献和热情所感动，感谢你成为我的队友和心灵的勇士。我最感谢的是 Jill Blakeway 博士，她是一名天才的治疗师兼 Yinova 诊所的创始人，她帮助我实现了与世界分享共振的梦想。

　　我很感谢我的生物反馈学方向的导师和同事，他们慷慨地奉献出了他们的时间、临床经验、生物反馈专业知识，增进了我们的友谊。Paul Lehrer 博士、Evgeny Vaschillo 博士和他的妻子 Bronya

Vaschillo 博士，我由衷地感谢有机会接受你们的训练。你们的鼓励和支持改变了我的事业和生活，成为我热爱共振频率生物反馈的基础。Sue Wilson 博士，感谢你的幽默、非凡的洞察力和专业知识，最重要的是感谢你对我一直以来的大力支持。你是我"生物反馈家族"的一员。Donald Moss，感谢你帮助我成长为生物反馈领域的图书作者，并鼓励我写作。Rob Pandina 博士和 Marsha Bates博士，感谢你们给我这个机会，让我能和运动员一起进行生物反馈的研究和应用。

　　和养育孩子一样，我相信对一门专业的热爱是由一个群体培养出来的。从这个意义上说，我的职业成长得益于两个特定的生物反馈团体的启发，这两个团体分别是欧洲生物反馈协会（Biofeedback Foundation of Europe）和美国应用心理生理学与生物反馈协会（Association for the Advancement of Applied Physiology and Biofeedback）。Erik Peper 博士和 Monika Fuhs 博士，感谢你们与我分享你们的时间和对生物反馈的热情，也感谢你们在全世界推广生物反馈的教育。Thought Technology LTD 的同事，感谢你们对我工作的支持及持续的创意合作。感谢 Larry Klein 对生物反馈的无限热情和与我的友谊，也感谢 Hal Myers 和 Carole Klein 多年来对我工作的指导和热情。能够与才华横溢的研究人员和临床医生一起工作，我深感荣幸，他们中的许多人是我在美国应用心理生理学与生物反馈协会的队友和朋友：Michelle Cunningham 博士、Ethan Benore 博士、Inna Kha 博士、Fred Schaffer 博士、Patrick Steffen 博士、Mari Swingle 博士、Angelika Sadar 博士、Brad Lichenstein 博士、Dennis Romig 博士、Christina Brown-Bochicchio 和 Andrew Van Wasshnova。

我要感谢我在生物反馈领域的同事，他们是 Tim Herzog 博士、Ben Strack 博士、Michael Linden 博士、Steve Baskin 博士、Lindsay Shaw 博士、Shilagh Mirgrain 博士和 Bob Whitehouse 博士。感谢你们的合作、友谊和对生物反馈的热情。我还要感谢在纽约的其他同事，他们是 Adam Robinson、Andrew Zimmermann、Dennis Goodman 博士、Larry Thomas 博士、Joenine Roberts、Wendy Cassidy 和 Sherry Wulkan 博士，感谢他们对我工作的创造性贡献和深刻见解。感谢 Josh Waitzkin 这些年给我的力量和灵感。

另外，我对我在曼哈顿实践时的团队成员和同事们深表感谢。感谢 Andrew Sether 和 Andrea Rydel 多年来对生物反馈的支持和实践。Diana Bednarek，我的行政助理，我非常感谢你对本书的宝贵反馈，谢谢你让我每天都能专注于此。

最重要的是，谢谢我丈夫 Keith 给我的爱和晚餐。如果没有你，本书不可能成稿。

注 释

Heart Breath Mind

引言

1 Fred Shaffer, Rollin McCraty, and Christopher L. Zerr, "A Healthy Heart Is Not a Metronome: An Integrative Review of The Heart's Anatomy and Heart Rate Variability," *Frontiers in Psychology* 5 (2014): 1040, doi: 10.3389/fpsyg. 2014.01040.

2 Leah M. Lagos, "A Manual for Implementing Heart Rate Variability Biofeedback with Collegiate Athletes" (PhD diss., Rutgers, The State University of New Jersey, 2009).

3 Cosette Jarrett, conversation with the author, April 17, 2019. *The American Institute*: The American Institute of Stress, "Stress Research".

4 Paul M. Lehrer, Evgeny Vaschillo, and Bronya Vaschillo, "Resonance Frequency Biofeedback Training to Increase Cardiac Variability: Rationale and Manual for Training," *Applied Psychophysiology and Biofeedback 25*, no. 3 (2000): 177–91, doi: 10.1023/A:1009554825745.

第1章　锻炼心脏的重要性

1 Rollin McCraty, "Heart-Brain Neurodynamics: The Making of Emotion," *The Neuropsychotherapist* 6 (2003): 68–89, doi: 10.12744/tnpt(6)068-089.

2 HeartMath Institute, "Heart-Brain Communication," https://www.heartmath. org/research/science-of-the-heart/heart-brain-communication.

3 Rice University, "Vagus Nerve," https://www.caam.rice.edu/~cox/wrap/vagusnerve. pdf.

4 Sigrid Breit et al., "Vagus Nerve as Modulator of the Brain–Gut Axis in Psychiatric

and Inflammatory Disorders," *Frontiers in Psychiatry* 9, no. 44 (2018), doi: 10.3389/fpsyt.2018.00044.

第2章　打造共振的生活

1 Leah Lagos et al., "Heart Rate Variability Biofeedback as a Strategy for Dealing with Competitive Anxiety: A Case Study," *Biofeedback* 36, no. 3 (2008); 109–15.

2 Patrick R. Steffen et al., "The Impact of Resonance Frequency Breathing on Measures of Heart Rate Variability, Blood Pressure, and Mood," *Frontiers in Public Health* 5 (2017): 222, doi: 10.3389/fpubh.2017.00222.

3 Richard Gevirtz, "The Promise of Heart Rate Variability Biofeedback: Evidence-Based Applications," *Biofeedback* 41, no. 3 (2013): 110–20, doi: 10.5298/1081-5937-41.3.01.

4 Luciano Bernardi et al., "Effect of Rosary Prayer and Yoga Mantras on Autonomic Cardiovascular Rhythms: Comparative Study," *British Medical Journal* 323, no. 7327 (2001): 1446–49, doi: 10.1136/bmj.323.7327.1446.

5 Lagos et al., "Heart Rate Variability Biofeedback as a Strategy for Dealing with Competitive Anxiety."

6 M. Mather and J. Thayer, "How Heart Rate Variability Affects Emotion Regulation Brain Networks," *Current Opinion in Behavioral Sciences* 19 (2018): 98–104, doi: 10.1016/j.cobeha.2017.12.017.

第3章　如何使用本书

1 Lagos et al., "Heart Rate Variability Biofeedback as a Strategy for Dealing with Competitive Anxiety."

2 Rick Harvey, conversation with the author, August 17, 2019.

3 Jim Lagopoulos et al., "Increased Theta and Alpha EEG Activity During Nondirective Meditation," *Journal of Alternative and Complementary Medicine* 15, no. 11 (2009): 1187–92, doi: 10.1089/acm.2009.0113.

第4章　第1周：找到你的共振频率

1 Elite HRV, "What Are HRV Score, RMSSD, ln(RMSSD), SDNN, NN50, and PNN50?"

2 Erik Peper et al., "How Posture Affects Memory Recall and Mood," *Biofeedback* 45, no. 2 (2017): 36–41, doi: 10.5298/1081-5937-45.2.01.

3 Donald Moss and Fredric Shaffer, "The Application of Heart Rate Variability Biofeedback to Medical and Mental Health Disorders," *Biofeedback* 45, no. 1 (2017): 2–8, doi: 10.5298/1081-5937-45.1.03.

4 Hisako Tsuji et al., "Impact of Reduced Heart Rate Variability on Risk for

Cardiac Events: The Framingham Heart Study," *Circulation* 94 (1996): 2850–55, doi: 10.1161/01.cir.94.11.2850.

5 American Heart Association, "How to Help Prevent Heart Disease at Any Age," last modified April 1, 2015, https://www.heart.org/en/healthy-living/ healthy-lifestyle/how-to-help-prevent-heart-dis-ease-at-any-age.

6 Stanley S. Franklin et al., "White-Coat Hypertension: New Insights from Recent Studies," *Hypertension* 62 (2013): 982–87, doi: 10.1161/HYPERTENSIONAHA. 113.01275.

7 Marion Tomičić et al., "Deep Breathing: A Simple Test for White Coat Effect Detection in Primary Care,"*Blood Pressure* 24, no. 3 (2015):158–63, doi: 10.3109/ 08037051.2014.997102.

第5章　第2周：用你的呼吸增加能量

1 Ann Brown, "How Many Breaths Do You Take Each Day?," The EPA Blog, posted April 28, 2014.

2 Mather and Thayer, "How Heart Rate Variability Affects Emotion Regulation Brain Networks."

3 Erik Peper, "Breathing Reduces Acid Reflux and Dysmenorrhea Discomfort," The Peper Perspective, posted October 4, 2018.

4 Inna Khazan and Fred Shaffer, "Practical Strategies for Teaching Your Clients to Breathe," lecture, 2018, slide 7.

5 Ibid.

6 Herbert Benson with Miriam Z. Klipper, *The Relaxation Response,* updated and expanded ed. (New York: HarperCollins, 2001): xii.

7 Ibid., xxii.

8 Erik Peper and Merrie MacHose, "Symptom Prescription: Inducing Anxiety by 70% Exhalation," *Biofeedback and Self-Regulation* 18, no. 3 (1993): 133–39, doi: 10.1007/bf00999790.

9 Gabriela G. Werner et al., "High Cardiac Vagal Control Is Related to Better Subjective and Objective Sleep Quality," *Biological Psychology* 106 (2015): 79–85, doi: 10.1016/j.biopsycho.2015.02.004.

10 Jiawei Yin et al., "Relationship of Sleep Duration with All-Cause Mortality and Cardiovascular Events: A Systematic Review and Dose-Response Meta-Analysis of Prospective Cohort Studies," *Journal of the American Heart Association* 6, no. 9 (2017), doi: 10.1161/JAHA.117.005947.

11 Caroline Doyle et al., "Associations Between Objective Sleep and Ambulatory Blood Pressure in a Community Sample," *Psychosomatic Medicine* 81, no. 6 (2019): 545–56, doi: 10.1097/psy.0000000000000711.

12 Amneet Sandhu, Milan Seth, and Hitinder S. Gurm, "Daylight Savings Time and Myocardial Infarction," *Open Heart* 1, no. 1 (2014), doi: 10.1136/ openhrt-2013-000019.

13 Michael A. Grandner et al., "Extreme Sleep Durations and Increased C-Reactive Protein: Effects of Sex and Ethnoracial Group," *Sleep* 36, no. 5 (2013): 769–79, doi: 10.5665/sleep.2646.

14 Rachel Leproult and Eve Van Cauter, "Effect of 1 Week of Sleep Restriction on Testosterone Levels in Young Healthy Men," *JAMA* 305, no. 21 (2011): 2173–74, doi: 10.1001/jama.2011.710.

15 The National Sleep Foundation, "The Ideal Temperature for Sleep".

16 The National Sleep Foundation, "How Caffeine Works".

17 Rackel Aguiar Mendes de Oliveira et al., "Coffee Consumption and Heart Rate Variability: The Brazilian Longitudinal Study of Adult Health (ELSA-Brasil) Cohort Study," *Nutrients* 9, no. 7 (2017): 741, doi: 10.3390/nu9070741.

18 Wilhelm Jahnen-Dechent and Markus Ketteler, "Magnesium Basics," *Clinical Kidney Journal* 5, Suppl. 1 (2012): i3–i14, doi: 10.1093/ndtplus/sfr163.

19 The National Sleep Foundation, "What Is Melatonin?".

20 Waleed O. Twal, Amy E. Wahlquist, and Sundaravadivel Balasubramanian, "Yogic Breathing When Compared to Attention Control Reduces the Levels of Pro-inflammatory Biomarkers in Saliva: A Pilot Randomized Controlled Trial," *BMC Complementary and Alternative Medicine* 16 (2016): 294, doi: 10.1186/s12906-016-1286-7; Sundaravadivel Balasubramanian, Jacobo E. Mintzer, and Amy E. Wahlquist, "Induction of Salivary Nerve Growth Factor by Yogic Breathing: A Randomized Controlled Trial," *International Psychogeriatrics* 27, no. 1 (2015): 168–70, doi: 10.1017/S1041610214001616.

21 Karl Schenck et al., "The Role of Nerve Growth Factor (NGF) and Its Precursor Forms in Oral Wound Healing," *International Journal of Molecular Sciences* 18, no. 2 (2017): 386, doi: 10.3390/ijms18020386.

22 Alessandra Berry, Erika Bindocci, and Enrico Alleva, "NGF, Brain and Behavioral Plasticity," *Neural Plasticity* 2012, doi: 10.1155/2012/784040.

23 Michael Christopher Melnychuk et al., "Coupling of Respiration and Attention via the Locus Coeruleus: Effects of Meditation and Pranayama," *Psychophysiology* 55, no. 9 (2018), doi: 10.1111/psyp.13091.

24 Sara Lazar, conversation with the author, July 29, 2019.

25 Maria Henström et al., "Functional Variants in the Sucrase–Isomaltase Gene Associate with Increased Risk of Irritable Bowel Syndrome," *Gut* 67, no. 2 (2018): 263–70, doi: 10.1136/gutjnl-2016-312456.

26 Erik Peper, Lauren Mason, and Cindy Huey, "Healing Irritable Bowel Syndrome

with Diaphragmatic Breathing," The Peper Perspective, posted June 23, 2017.

27 Michigan Medicine, "Diaphragmatic Breathing for GI Patients".

28 Erik Peper, Lauren Mason, and Cindy Huey, "Healing Irritable Bowel Syndrome with Diaphragmatic Breathing," *Biofeedback* 45, no. 4 (2017): 83–87, doi: 10.5298/ 1081-5937-45.4.04.

第6章 第3周：释放你的压力，扩大你的情绪范围

1 Nina S. Stachenfeld et al., "Water Intake Reverses Dehydration Associated Impaired Executive Function in Healthy Young Women," *Physiology & Behavior* 185, no. 1 (2018): 103–11, doi: 10.1016/j.physbeh.2017.12.028.

第7章 第4周：治疗内心的创伤

1 Peter A. Levine, *Waking the Tiger: Healing Trauma* (Berkeley, CA: North Atlantic Books, 1997), 97.

2 Home of Dr. Stephen Porges, "Innovation Timeline".

3 Maggie Phillips, "Best Practices in Therapy: Expanding Beyond Trauma: Cultivating Presence, Connection, and Integrity in an Age of Divisiveness," 2016, TK.

4 Ibid.

5 Levine, *Waking the Tiger,* 100.

6 Sarah Bowen and Alan Marlatt, "Surfing the Urge: Brief Mindfulness-Based Intervention for College Student Smokers," *Psychology of Addictive Behaviors* 23, no. 4 (2009): 666–71, doi: 10.1037/a0017127.

第9章 第6周：掌握情绪转变

1 Courtney Dauwalter, conversation with the author, August 13, 2019.

2 Jaclyn M. Stoffel and Jeff Cain, "Review of Grit and Resilience Literature within Health Professions Education," *American Journal of Pharmaceutical Education* 82, no. 2 (2018): 6150, doi: 10.5688/ajpe6150/.

3 Ibid.

4 HeartMath Institute, "Resilience, Stress and Emotions".

5 Sarah D. Pressman, Matthew W. Gallagher, and Shane J. Lopez, "Is the Emotion-Health Connection a 'First-World Problem'?," *Psychological Science* 24, no. 4 (2013): 544–49, doi: 10.1177/0956797612457382.

6 Michele M. Tugade and Barbara L. Fredrickson, "Resilient Individuals Use Positive Emotions to Bounce Back from Negative Emotional Experiences," *Journal of Personality Social Psychology* 86 (2004): 320–33, doi: 10.1037/0022-3514.86.2.320.

7 Bethany E. Kok and Barbara L. Fredrickson, "Upward Spirals of the Heart: Autonomic Flexibility, as Indexed by Vagal Tone, Reciprocally and Prospectively Predicts Positive Emotions and Social Connectedness," *Biological Psychology* 85, no. 3, (2010): 432–36, doi: 10.1016/j.bio-psycho.2010.09.005.

8 Christopher P. Fagundes et al., "Spousal Bereavement Is Associated with More Pronounced Ex Vivo Cytokine Production and Lower Heart Rate Variability: Mechanisms Underlying Cardiovascular Risk?," *Psychoneuroendocrinology* 93 (July 2018): 65–71, doi: 10.1016/j.psyneuen.2018.04.010.

9 Minxuan Huang et al., "Association of Depressive Symptoms and Heart Rate Variability in Vietnam War–Era Twins: A Longitudinal Twin Difference Study," *JAMA Psychiatry* 75, no. 7 (2018): 705–12, doi: 10.1001/ja-mapsychiatry.2018.0747.

10 Ibid.

11 HeartMath Institute, "Heart-Brain Communication."

12 National Institute of Mental Health, "Major Depression".

13 Harvard Health Publishing, "Six Common Depression Types".

第10章 第7周：在压力下培养共振

1 Judith P. Andersen and Harri Gustafsberg, "A Training Method to Improve Police Use of Force Decision Making: A Randomized Controlled Trial," *SAGE Open* 6, no. 2 (2016): 1–13, doi: 10.1177/2158244016638708.

2 Ibid.

3 Brian R. Johnson, *Crucial Elements of Police Firearm Training* (Flushing, NY: Looseleaf Law Publications, Inc., 2008).

4 Andersen and Gustafsberg, "A Training Method to Improve Police Use of Force Decision Making."

5 Ibid.

6 Ibid.

7 Ibid. Also confirmed in conversation with Judith Andersen, on April 22, 2018.

8 Kelly McGonigal, "How to Make Stress Your Friend," TEDGlobal video, June 2013.

9 Clifton B. Parker, "Embracing Stress Is More Important than Reducing Stress, Stanford Psychologist Says," *Stanford News,* May 7, 2015.

10 Ibid.

11 Ibid.

12 Ibid.

13 National Sleep Foundation, "Does Your Body Temperature Change While You Sleep?".

14　M. Moline et al., "Impact of Middle-of-the-Night Awakenings on Health Status, Activity Impairment, and Costs," *Nature and Science of Sleep* 6 (2014): 101–11, doi: 10.2147/NSS.S66696.

15　Amit Shah and Viola Vaccarino, "Heart Rate Variability in the Prediction of Risk for Posttraumatic Stress Disorder," *JAMA Psychiatry* 72, no. 10 (2015): 964–65, doi:10.1001/jamapsychiatry.2015.1394.

16　Ibid.

17　National Alliance on Mental Illness, "Posttraumatic Stress Disorder," last reviewed December 2017.

18　Shah and Vaccarino, "Heart Rate Variability in the Prediction of Risk for Posttraumatic Stress Disorder."

19　Military Health System, "People with PTSD May Have Overactive 'Fight or Flight' Response," August 9, 2017; U.S. Department of Veterans Affairs, "What the Heart Can Tell Us About the Mind: Heart Rate Variability and PTSD," *VA Research Currents,* August 26, 2014.

20　Shah and Vaccarino, "Heart Rate Variability in the Prediction of Risk for Posttraumatic Stress Disorder."

21　Military Health System, "People with PTSD May Have Overactive 'Fight or Flight' Response."

22　Amit J. Shah et al., "Posttraumatic Stress Disorder and Impaired Autonomic Modulation in Male Twins," *Biological Psychiatry* 73, no. 11 (2013): 1103–10, doi: 10.1016/j.biopsych.2013.01.019; Arpi Minassian et al., "Association of Predeployment Heart Rate Variability with Risk of Postdeployment Posttraumatic Stress Disorder in Active-Duty Marines," *JAMA Psychiatry* 72, no. 10 (2015): 979–86, doi: 10.1001/jamapsychiatry.2015.0922.

第11章　第8周：有关成功的生理印记

1　Brian Clark, conversation with the author, April 24, 2019.

2　Thomas Newmark, "Cases in Visualization for Improved Athletic Performance," *Psychiatric Annals* 42, no. 10 (2012): 385–87, doi:10.3928/00485713-20121003-07.

3　Marc S. J. Boschker, Frank C. Bakker, and B. Rietberg, "Retroactive Interference Effects of Mentally Imagined Movement Speed," *Journal of Sports Sciences* 18, no. 8 (2000): 593–603, doi: 10.1080/02640410050082305.

4　M. Afrouzeh et al., "Effectiveness of PETTLEP Imager on Performance of Passing Skill in Volleyball," *Journal of Sports Medicine and Physical Fitness* 55, nos. 1-2 (2015): 30–36.

5　C. J. Olsson, B. Jonsson, and L. Nyberg, "Internal Imagery Training in Active High Jumpers," *Scandinavian Journal of Psychology* 49, no. 2 (2008): 133–40, doi: 10.1111/j.1467-9450.2008.00625.x.

6 Tracy C. Ekeocha, "The Effects of Visualization & Guided Imagery in Sports Performance," master's thesis, Texas State University (2015).

7 Kate A. T. Eddy and Stephen D Mellalieu, "Mental Imagery in Athletes with Visual Impairments," *Human Kinetics Journal* 20, no. 4 (2003), doi: 10.1123/apaq.20.4.347.

8 Paul Lehrer, Yuki Sasaki, and Yoshihiro Saito, "Zazen and Cardiac Variability," *Psychosomatic Medicine* 61, no. 6 (1999): 812–21, doi: 10.1097/00006842-199911000-00014.

9 Hayley Jarvis, "Brainwaves Show How Exercising to Music Bends Your Mind," Bends Your Mind," Brunel University London, February 19, 2018.

10 Noboru Kobayashi, "The Soothing Effect of the Mother's Heart-Part 2," Child Research Net (2003).

11 Ibid.

12 Rongjun Yu, "Choking Under Pressure: The Neuropsychological Mechanisms of Incentive-Induced Performance Decrements," *Frontiers in Behavioral Neuroscience* 9, no. 19 (2015), doi: 10.3389/fnbeh.2015.00019.

13 Sylvain Laborde, Philip Furley, and Caroline Schempp, "The Relationship Between Working Memory, Reinvestment, and Heart Rate Variability," *Physiology & Behavior* 139 (2015): 430–36, doi: 10.1016/j.phys-beh.2014.11.036.

14 Child Mind Institute, "What Is Working Memory?".

15 Sylvain Laborde, Philip Furley, and Caroline Schempp, "The Relationship Between Working Memory, Reinvestment, and Heart Rate Variability"; Ryan J. Giuliano, "Parasympathetic and Sympathetic Activity Are Associated with Individual Differences in Neural Indices of Selective Attention in Adults," *Psychophysiology* 55, no. 8 (2018), doi.org/10.1101/173377.

16 Rongjun Yu, "Choking Under Pressure."

17 Ibid.

第12章　第9周：用你的心律来加强你的人际关系

1 Ari Z. Zivotofsky and Jeffrey M. Hausdorff, "The Sensory Feedback Mechanisms Feedback Mechanisms Enabling Couples to Walk Synchronously: An Initial Investigation," *Journal of NeuroEngineering and Rehabilitation* 4, no. 28 (2007), doi: 10.1186/1743-0003-4-28.

2 Beverley J. Brown et al., "A Neural Basis for Contagious Yawning," *Current Biology* 27, no. 17 (2017), doi: 10.1016/j.cub.2017.07.062.

3 Karen Nikos-Rose, "Lovers' Hearts Beat in Sync, UC Davis Study Says," US Davis, February 8, 2013.

4　Pavel Goldstein, Irit Weissman-Fogel, and Simone G. Shamay-Tsoory, "The Role of Touch in Regulating Inter-Partner Physiological Coupling During Empathy for Pain," *Scientific Reports* 7, no. 1 (2017): 3252, doi: 10.1038/s41598-017-03627-7.

5　Heenam Yoon et al., "Human Heart Rhythms Synchronize While Co-Sleeping," *Frontiers in Physiology* 10 (March 11, 2019), doi: 10.3389/fphys.2019.00190.

6　Ruth Feldman et al., "Mother and Infant Coordinate Heart Rhythms Through Episodes of Interaction Synchrony," *Infant Behavior and Development* 34, no. 4 (2011): 569–77, doi: 10.1016/j.infbeh.2011.06.008.

7　"Listening to Your Heart May Help You Read Minds," Anglia Ruskin University, May 2, 2017.

8　Narayanan Kandasamy et al., "Interoceptive Ability Predicts Survival on a London Trading Floor," *Scientific Reports* 6, 32986 (2016), doi: 10.1038/srep32986.

9　Ibid.

10　Rollin McCraty et al., "The Coherent Heart: Heart–Brain Interactions, Psychophysiological Coherence, and the Emergence of System-Wide Order," *Integral Review* 5, no. 2 (2009).

11　Alan Watkins, *Coherence: The Secret Science of Brilliant Leadership* (London: Kogan Page, 2014), 42.

12　The Gottman Institute, "Inside the Family Research Lab, a.k.a. 'The Love Lab,'" video, 4:46.

13　Ibid.

14　Zach Brittle, "Manage Conflict —Part 4," The Gottman Institute, June 4, 2015.

15　Ibid.

16　John Grey, "How to Repair the Little Things So They Don't Become Big Things," The Gottman Institute, August 30, 2017.

17　Ibid.

18　Ellie Lisitsa, "The Four Horsemen: Criticism, Contempt, Defensiveness, and Stonewalling," The Gottman Institute, April 3, 2013.

19　Ellie Lisitsa, "Weekend Homework Assignment: Physiological Self-Soothing," The Gottman Institute, March 1, 2013.

20　Ibid.

21　Erik Peper, "Are You Out of Control and Reacting in Anger? The Role of Food and Exercise," The Peper Perspective, October 6, 2017.

22　Levine, *Waking the Tiger,* 97–98.

23　Erik Peper, "Are You Out of Control and Reacting in Anger?"

24　"The Neuroscience & Power of Safe Relationships—Stephen W. Porges—The Smart Couple Podcast 116," The Relationship School, April 19, 2017.

25　"The Polyvagal Theory for Treating Trauma: A Teleseminar Session with Stephen

W. Porges, PhD, and Ruth Buczynski, PhD," National Institute for the Clinical Application of Behavioral Medicine (transcribed): 11, https://drrebeccajorgensen. com/wp-content/uploads/2014/02/stephen_porges_interview_nicabm.pdf.

26 MaggiePhillipsPhD.com, "Best Practices in Therapy: Expanding Beyond Trauma: Cultivating Presence, Connection, and Integrity in an Age of Divisiveness," (interview between Maggie Phillips and Stephen Porges, PhD, 2016).

27 "Dr. Stephen Porges on Face to Face Social Engagement," PsychAlive video, April 23, 2018.

28 Ibid.

29 International Misophonia Research Network, "Stephen Porges (Polyvagal Perspective and Sound Sensitivity Research)".

30 Margot Slade, "Stephen W. Porges, PhD: Q&A About Freezing, Fainting, and the 'Safe' Sounds of Music Therapy," Everyday Health, October 16, 2018.

31 Ibid.

32 Integrated Listening Systems, Randall Redfield and Karen Onderko interview with Stephen Porges, podcast, February 17, 2016.

33 Integrated Listening Systems, "A Therapeutic Model Based on Physiological State".

34 Anne-Marie R. DePape et al., "Use of Prosody and Information Structure in High Functioning Adults with Autism in Relation to Language Ability," *Frontiers in Psychology* 3 (2012): 72, doi: 10.3389/fpsyg.2012.00072.

35 M. A. Diego and T. Field, "Moderate Pressure Massage Elicits a Parasympathetic Nervous System Response," *International Journal of Neuroscience* 119, no. 5 (2009): 630–38, doi: 10.1080/00207450802329605.

36 Hsin-Yung Chen et al., "Physiological Effects of Deep Touch Pressure on Anxiety Alleviation: The Weighted Blanket Approach," *Journal of Medical and Biological Engineering* 33, no. 5 (2013): 463–70, http://www.jmbe. org.tw/files/1961/public/ 1961-5094-1-PB.pdf.

37 Jonathan Jones, "Why Physical Touch Matters for Your Well-Being," *Greater Good Magazine,* November 16, 2018.

38 Dacher Keltner, Richard Bowman, and Harriet Richards,"Exploring the Emotional State of 'Real Happiness.' A Study into the Effects of Watching Natural History Television Content," University of Berkeley, California; BBC Worldwide Global Insight Team.

39 "Dr. Stephen Porges on Face to Face Social Engagement," PsychAlive video.

40 Jill Blakeway, *Energy Medicine: The Science and Mystery of Healing* (New York: Harper Wave, 2019): 44–45.

41 Stuart Brody and Ragnar Preut, "Vaginal Intercourse Frequency and Heart Rate Variability," *Journal of Sex & Marital Therapy* 29, no. 5 (2003): 371–80, doi: 10.1080/

0092623039022474747; S. Brody, R. Veit, and H. Rau, "A Preliminary Report Relating Frequency of Vaginal Intercourse to Heart Rate Variability, Valsalva Ratio, Blood Pressure, and Cohabitation Status," *Biological Psychology* 52, no. 3 (2000): 251–57, doi: 10.1016/s0301-0511(99)00048-4.

42　Amelia M. Stanton et al., "One Session of Autogenic Training Increases Acute Subjective Sexual Arousal in Premenopausal Women Reporting Sexual Arousal Problems," *Journal of Sexual Medicine* 15 (2018): 64–76, doi: 10.1016/j.jsxm.2017.11.012.

43　Amelia M. Stanton et al., "Heart Rate Variability Biofeedback Increases Sexual Arousal Among Women with Female Sexual Arousal Disorder: Results from a Randomized-Controlled Trial," *Behaviour Research and Therapy* 115 (2019): 90–102, doi: 10.1016/j.brat.2018.10.016.

44　Amelia M. Stanton et al., "Heart Rate Variability: A Risk Factor for Female Sexual Dysfunction," *Applied Psychophysiology and Biofeedback* 40, no. 3 (2015): 229–37, doi: 10.1007/s10484-015-9286-9.

45　Amelia Stanton, conversation with the author, May 6, 2019.

46　Amelia M. Stanton et al., "Heart Rate Variability Biofeedback Increases Sexual Arousal Among Women with Female Sexual Arousal Disorder."

第13章　第10周：在共振中使自己更稳定

1　Rodlescia S. Sneed and Sheldon Cohen, "Negative Social Interactions and Incident Hypertension Among Older Adults," *Health Psychology* 33, no. 6 (2014): 554–65, doi: 10.1037/hea0000057.

2　Laurie Dempsey Wolf and Mary C. Davis, "Loneliness, Daily Pain, and Perceptions of Interpersonal Events in Adults with Fibromyalgia," *Health Psychology* 33, no. 9 (2014): 929–37, doi: 10.1037/hea0000059.

3　Roberto De Vogli, Tarani Chandola, and Michael Gideon Marmot, "Negative Aspects of Close Relationships and Heart Disease," *Archives of Internal Medicine* 167, no. 18 (2007): 1951–57, doi: 10.1001/archinte.167.18.1951.

4　Adam D. I. Kramer, Jamie E. Guillory, and Jeffrey T. Hancock, "Experimental Evidence of Massive-Scale Emotional Contagion Through Social Networks," *PNAS* 111, no. 24 (2014): 8788–90, doi: 10.1073/pnas.1320040111.

5　Judith Orloff, "The Differences Between Highly Sensitive People and Empaths," *Psychology Today,* June 3, 2017.

6　American Migraine Foundation, "Understanding Migraine with Aura," July 6, 2017.

7　Laura Redwine et al., "Pilot Randomized Study of a Gratitude Journaling Intervention on Heart Rate Variability and Inflammatory Biomarkers in Patients with Stage B Heart Failure," *Psychosomatic Medicine* 78, no. 6 (2016): 667–76, doi: 10.1097/PSY.0000000000000316.

8　Robert A. Emmons and Michael E. McCullough, "Counting Blessings Versus Burdens: An Experimental Investigation of Gratitude and Subjective Well-Being in Daily Life," *Journal of Personality and Social Psychology* 84, no. 2 (2003): 377–89, doi: 10.1037/0022-3514.84.2.377.

9　Martin E. P. Seligman et al., "Positive Psychology Progress: Empirical Validation of Interventions," *American Psychologist* 60, no. 5 (2005): 410–21 doi: 10.1037/0003-066X.60.5.410.

10　National Institute of Mental Health, "Panic Disorder: When Fear Overwhelms," last modified 2016.

11　Mayo Clinic, "Panic Attacks and Panic Disorder," last modi-fied May 4, 2018.

第14章　保持并激发你的共振

1　Micharl C. Miller, "Seasonal Affective Disorder: Bring on the Light," Harvard Health Publishing, last modified October 29, 2015.

2　Andjelka Pavlovic et al., "The Association Between Serum Vitamin D Level and Cognitive Function in Older Adults: Cooper Center Longitudinal Study," *Preventive Medicine* 113 (2018): 57–61, doi: 10.1016/j.ypmed.2018.05.010.

3　Pooja Bhati and Jamal Ali Moiz, "High-Intensity Interval Training and Cardiac Autonomic Modulation," *Saudi Journal of Sports Medicine* 17, no. 3 (2017): 129–34, doi: 10.4103/sjsm.sjsm_2_17.

4　Manuela Jungmann et al., "Effects of Cold Stimulation on Cardiac-Vagal Activation in Healthy Participants: Randomized Controlled Trial," *JMIR Formative Research* 2, no. 2 (2018), doi: 10.2196/10257.

5　Ibid.

6　Julia K. Choate, "Using Stimulation of the Diving Reflex in Humans to Teach Integrative Physiology," *Advances in Physiology Education* 38, no. 4 (2014): 355–65, doi: 10.1152/advan.00125.2013.

7　Jungmann et al., "Effects of Cold Stimulation on Cardiac-Vagal Activation in Healthy Participants."

8　Rollin McCraty, "New Frontiers in Heart Rate Variability and Social Coherence Research: Techniques, Technologies, and Implications for Improving Group Dynamics and Outcomes," *Frontiers in Public Health* 5 (2017): 267, doi: 10.3389/fpubh.2017.00267.

9　Yulia Golland, Yossi Arzouan, and Nava Levit-Binnun, "The Mere Co-Presence: Synchronization of Autonomic Signals and Emotional Responses Across Co-Present Individuals Not Engaged in Direct Interaction," *PLoS One* 10, no. 5 (2015), doi: 10.1371/journal.pone.0125804.

10　Ibid.

11 Julia Rozovsky, "The Five Keys to a Successful Google Team," re:Work, November 17, 2015.

12 Evgeny Vaschillo et al., "New Approach for Brain Stimulation," *Brain Stimulation* 12, no. 2 (2019): 393, doi: 10.1016/j. brs.2018.12.263.

13 Evgeny and Bronya Vaschillo, conversation with the author, October 16, 2019.

14 Ibid.

15 Ibid.

16 Gewnhi Park and Julian F. Thayer, "From the Heart to the Mind: Cardiac Vagal Tone Modulates Top-Down and Bottom-Up Visual Perception and Attention to Emotional Stimuli," *Frontiers in Psychology* 5, no. 278 (May 1, 2014), doi: 10.3389/ fpsyg.2014.00278.

17 Mather and Thayer, "How Heart Rate Variability Affects Emotion Regulation Brain Networks."

18 Ibid.

19 B. Gall, W. S. Parkhouse, and D. Goodman, "Exercise Following a Sport Induced Concussion," *British Journal of Sports Medicine* 38, no. 6 (2004), 773–77, doi: 10.1136/ bjsm.2003.009530; Brent Gall, Wade Parkhouse, and David Goodman, "Heart Rate Variability of Recently Concussed Athletes at Rest and Exercise," *Medicine and Science in Sports and Exercise* 36, no. 8 (2004), 1269–74, doi: 10.1249/01.MSS. 0000135787.73757.4D.

20 Leah Lagos et al., "Heart Rate Variability Biofeedback for Postconcussion Syndrome: Implications for Treatment," *Biofeedback* 40, no. 4 (2012): 150–53, doi: 10.5298/ 1081-5937-40.4.05. *Not surprisingly, her HRV:* Ibid.

21 Sonya Kim et al., "Emotion Regulation After Acquired Brain Injury: A Study of Heart Rate Variability, Attentional Control, and Psychophysiology," *Brain Injury* 33, no. 8 (2019): 1012–20, doi: 10.1080/02699052.2019.1593506.

22 Leah Lagos, "Distinguishing Mild Traumatic Brain Injury and Stress Responses: Implications for Heart Rate Variability Biofeedback Training," *Biofeedback* 43, no. 1 (2015): 4–5, doi: 10.5298/1081-5937-43.1.04.

23 National Institute of Mental Health, "Post-Traumatic Stress Disorder".

24 Ibid.

25 Jonathan E. Sherin and Charles B. Nemeroff, "Post-Traumatic Stress Disorder: The Neurobiological Impact of Psychological Trauma," *Dialogues in Clinical Neuroscience* 13, no. 3 (2011): 263–78.

26 Evgeny and Bronya Vaschillo, conversation with the author, May 3, 2019.

心身健康

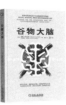

《谷物大脑》

作者：[美] 戴维·珀尔玛特 等 译者：温旻

樊登读书解读，《纽约时报》畅销书榜连续在榜55周，《美国出版周报》畅销书榜连续在榜超40周！

好莱坞和运动界明星都在使用无麸质、低碳水、高脂肪的革命性饮食法！

解开小麦、碳水、糖损害大脑和健康的惊人真相，让你重获健康和苗条身材

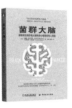

《菌群大脑：肠道微生物影响大脑和身心健康的惊人真相》

作者：[美] 戴维·珀尔玛特 等 译者：张雪 魏宁

超级畅销书《谷物大脑》作者重磅新作！

"所有的疾病都始于肠道。"——希腊名医、现代医学之父希波克拉底

解锁21世纪医学关键新发现——肠道微生物是守护人类健康的超级英雄！

它们维护着我们的大脑及整体健康，重要程度等同于心、肺、大脑

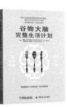

《谷物大脑完整生活计划》

作者：[美] 戴维·珀尔玛特 等 译者：闫佳

超级畅销书《谷物大脑》全面实践指南，通往完美健康和理想体重的所有道路，都始于简单的生活方式选择，你的健康命运，全部由你做主

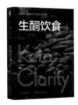

《生酮饮食：低碳水、高脂肪饮食完全指南》

作者：[美] 吉米·摩尔 等 译者：陈晓芮

吃脂肪，让你更瘦、更健康。风靡世界的全新健康饮食方式——生酮饮食。两位生酮饮食先锋，携手22位医学/营养专家，解开减重和健康的秘密

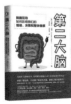

《第二大脑：肠脑互动如何影响我们的情绪、决策和整体健康》

作者：[美] 埃默伦·迈耶 译者：冯任南 李春龙

想要了解自我，从了解你的肠子开始！拥有40年研究经验、脑-肠相互作用研究的世界领导者，深度解读肠脑互动关系，给出兼具科学和智慧洞见的答案

更多>>>

《基因革命：跑步、牛奶、童年经历如何改变我们的基因》 作者：[英] 沙伦·莫勒姆 等 译者：杨涛 吴荆卉
《胆固醇，其实跟你想的不一样！》 作者：[美] 吉米·摩尔 等 译者：周云兰
《森林呼吸：打造舒缓压力和焦虑的家中小森林》 作者：[挪] 约恩·维姆达 译者：吴娟

习惯与改变

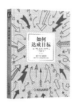

《如何达成目标》

作者：[美] 海蒂·格兰特·霍尔沃森　译者：王正林

社会心理学家海蒂·霍尔沃森又一力作，郝景芳、姬十三、阳志平、彭小六、邻三月、战隼、章鱼读书、远读重洋推荐，精选数百个国际心理学研究案例，手把手教你克服拖延，提升自制力，高效达成目标

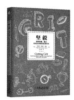

《坚毅：培养热情、毅力和设立目标的实用方法》

作者：[美] 卡洛琳·亚当斯·米勒　译者：王正林

你与获得成功之间还差一本《坚毅》；《刻意练习》的伴侣与实操手册；坚毅让你拒绝平庸，勇敢地跨出舒适区，不再犹豫和恐惧

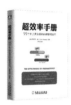

《超效率手册：99个史上更全面的时间管理技巧》

作者：[加] 斯科特·扬　译者：李云

经营着世界访问量巨大的学习类博客
1年学习MIT4年33门课程
继《如何高效学习》之后，作者应万千网友留言要求而创作
超全面效率提升手册

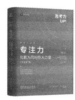

《专注力：化繁为简的惊人力量（原书第2版）》

作者：[美] 于尔根·沃尔夫　译者：朱曼

写给"被催一族"简明的自我管理书！即刻将注意力集中于你重要的目标。生命有限，不要将时间浪费在重复他人的生活上，活出心底真正渴望的人生

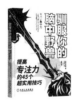

《驯服你的脑中野兽：提高专注力的45个超实用技巧》

作者：[日] 铃木祐　译者：孙颖

你正被缺乏专注力、学习工作低效率所困扰吗？其根源在于我们脑中藏着一头好动的"野兽"。45个实用方法，唤醒你沉睡的专注力，激发400%工作效能

更多>>>　《深度转变：让改变真正发生的7种语言》作者：[美] 罗伯特·凯根 等　译者：吴瑞林 等
　　　　　《早起魔法》作者：[美] 杰夫·桑德斯　译者：雍寅
　　　　　《如何改变习惯：手把手教你用30天计划法改变95%的习惯》作者：[加] 斯科特·扬　译者：田岚